ケースから学ぶ

高齢者ケアにおける
介護倫理

Ethics in nursing care for the elderly

箕岡真子　稲葉一人 著

第2版

医歯薬出版株式会社

This book was originally published in Japanese
under the title of :

KESUKARA MANABU
KOREISHA-KEA NI OKERU KAIGORINRI
(Ethics in Nursing Care for the Elderly)

Editors :
MINOOKA, Masako
   Physician, Minooka Clinic
INABA, Kazuto
   Professor, Chukyo University, School of Law

© 2008 1st ed.
© 2019 2nd ed.

ISHIYAKU PUBLISHERS, INC.
   7-10, Honkomagome 1 chome, Bunkyo-ku,
   Tokyo 113-8612, Japan

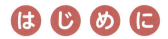

　2000年4月，介護保険制度が，要介護高齢者の増加・要介護状態の長期化・重度化，家族の介護機能の低下(高齢者単独世帯の増加)などの問題を解決するために導入された．

　高齢化の進展とともに，在宅，施設を含め，介護を受ける高齢者数が増加し，要介護高齢者の半数が認知症をもち，施設入所高齢者の8割以上が認知症を合併しているといわれている．

　介護保険制度が発足してから20年近くが経過し，次第に介護実践に関する技術的問題だけでなく，さまざまな倫理的問題，たとえば，認知症高齢者の尊厳や自己決定能力に関する問題，終末期ケア(看取り)の問題，介護のビジネス化の問題などが顕在化してきた．

　そこで，高齢者の医療ケアに従事する者は，「身体機能(フレイル frail)だけでなく，意思決定能力が低下していく人びと(vulnerable)の尊厳に，どのように配慮すれば倫理的に適切といえるのか？」について熟慮しなければならなくなってきた．とくに，高齢者は次第に意思決定能力が低下し，ついには自身の意向を表明できなくなることがしばしばあるが，そのようなvulnerableな人びとの，医療ケアに関する意思決定プロセス・日常生活や社会生活に関する意思決定プロセス，さらには治験などの研究参加に関する意思決定プロセスに十分な配慮をする必要がある．

　また，平成30年3月に改訂された厚生労働省の終末期(人生の最終段階)のガイドラインにおいて，終末期の医療ケアに介護職の参画が明確にされ，介護職は医療ケアチームの一員とされた．それまでは，高齢者の生活支援が介護職の中心的役割であったが，今後は高齢者の"いのち""病気で死ぬこと"などの終末期(看取り)とかかわる機会が増えることになり，介護職にとって新たな学びが必要となり，大きなチャレンジとなる．

　さらに，在宅医療・地域包括ケア・多職種協働が推進されている現状においては，"医療・ケア"という視点だけでなく，高齢者の"生活"という視点にも十分な倫理的配慮が必要となる．

　終末期に関しては，現在，ガイドラインは存在するが，法律はなく，"法の欠缺領域"といわれている．したがって，私たちは，十分な倫理的配慮(倫理的に適切な意思決定プロセス)をして，医療ケアを実践しなければならなくなる．臨床倫理においては，同様な事例でも，それぞれのケースの個性によって解決策が異なることがあり，倫理の正解はひとつではない．しかし，よく「倫理に正解はない」と謂われるが，これは間違いであり，「ある程度の幅をもった正解はある」のである．臨床の現場には，基礎理論どおりにいかない場面がたくさんあるが，臨床倫理の基本的な考え方を知って臨床実践するのと，知らないで臨床実践するのとでは，その意味合いはおおいに異なるのである．

倫理的気づき

　介護現場におけるさまざまな問題点は，実際，介護技術上の問題として意識されていることが多い．たとえば，認知症患者に日常的によくみられる"物盗られ妄想""徘徊""昼夜逆転""介護への抵抗"などは，介護技術の工夫によりずいぶん改善されるが，やはり介護技

術上の問題だけでなく，倫理的問題も含んでいると考えると，さらに的確な視点で問題をとらえられるようになる．ケアに関する問題を日常のありふれた当然の現実とする視点から，熟慮に値する倫理的側面をもっているという視点へ転換することが大切である．日常ケアに関する倫理的ジレンマに対する感受性を高め，「何が倫理的問題なのか」という倫理的気づき (ethical sensitivity)を養っていただければ幸いである．

高齢者の“自立”と“自律”に配慮することは，尊厳に配慮することになる

倫理的配慮をすることは必ずしも負担増ではない．「医療ケアにおける倫理」という視点は，医師にとっても看護師にとっても，ケアマネジャーや介護職にとってもまったく新しい視点で，横一線のスタートを切れる格好の協学の材料であるといえる．さらには，倫理的ジレンマを意識することは，私たちの医療ケアの質を高めるだけでなく，私たちの心のケアにつながることになる．利用者や患者，家族，またスタッフ間とのやり取りをめぐってもやもやしている感情が，倫理的ジレンマとして整理されることで腑に落ちるものになるのである．

高齢者の“自立”と“自律”に配慮したケアは，結果として本人の“最善の利益”や“尊厳保持”に役立つ．ケア提供者の「本人はこう望むだろう」という視点と，実際に「本人が望むこと」の距離を近づけることが high quality care の実践につながるのである．

倫理的価値の対立

臨床や介護現場というものは，つねに不確実性がついてまわり，ひとつのケースのなかに“対立する価値”がある場合がしばしばある．つまり，どちらもそれぞれ「価値があり，善である」ものが対立する．倫理的思考は，これらのケースに適切に対処するツールを提供するであろう．

コミュニケーションの重要性

家族と医療ケア関係者全員で高齢者を支えるケアを実践するためには，信頼関係にもとづいた，早い時期からの，共感に満ちたコミュニケーションが大切である．本人の考え方や情報を共有し，コミュニケーションを深めることによって，意見の対立(コンフリクト)を生じない適切な解決方法を導くことができる．自分の視点だけで考えるのではなく，他人の視点に立って，もう一度考えてみる．すなわち，他人の視点も，自分の視点と同様に大切であることを認識することが重要である．終末期ガイドラインにおいても，コミュニケーション(繰り返す話合い)を重視したアドバンスケアプラニング(advanced care planning；ACP)がクローズアップされている所以である．

臨床倫理には“たったひとつの正解”があるわけではない．「よりよく生きる」ための考え方(ツール)を提供し，よりよい医療者‐患者(利用者)関係を構築する学問である．そして，その“ツール”を用いて，現場で，皆さま自身が「高齢者の立場に立ってよく考える」ことが，臨床倫理の大変重要な一分野である「介護倫理」を実践することになる．

箕岡真子

目次 ケースから学ぶ　高齢者ケアにおける介護倫理　第2版

はじめに　iii

第1章　介護倫理の基礎

ethics 1　なぜ介護に倫理は必要か？ …………………………………… 2

　　　　"介護倫理"と生命倫理　2
　　　　介護における"倫理的ジレンマ"と"倫理的気づき"　4
　　　　自立と自律，パーソンセンタードケア　4

　介護倫理の基礎知識　5

　　　1. 事実 fact と価値 value　5
　　　2. "徳倫理"と"倫理原則"　5
　　　3. 倫理理論　7
　　　4. 倫理4原則の衝突　8
　　　5. SOL，QOL，人間の尊厳　8
　　　6. 倫理的ジレンマへのアプローチ法　9
　　　7. 医学的視点と倫理的視点と法的視点のバランスのとれた判断　9

ethics 2　認知症ケアの倫理 …………………………………………… 12

　　　1. 『新しい認知症ケアの倫理』の必要性　12
　　　2. 認知症ケアの倫理におけるさまざまな論点　12
　　　3. 『新しい認知症ケアの倫理』の目指すもの　13
　　　4. "抜け殻仮説"からの脱却・"パーソン論"への挑戦　14
　　　5. 認知症の人における自律 autonomy という概念　15
　　　6. 行動コントロールの倫理　17
　　　7. 翻訳の倫理　19
　　　8. 倫理的に配慮されたケア　パーソンセンタードケア　19

第2章　日常ケアの介護倫理

ethics 1　「介護において嘘をつくこと，だますことは仕方がないのですか？」
　　認知症ケア ………………………………………………………………… 22

　　　1　4分割表の作成　ケースを整理する　24
　　　2　倫理的問題点に気づく　25
　　　3　Case-1 へのコメント　25

v

ethics ② 「私は 120 歳まで生きたいわ」 自己決定と意思能力 ⋯⋯⋯⋯⋯⋯⋯⋯⋯ 32

  1 倫理的問題点に気づく　34

  2 介護倫理の基礎知識　34

    1. 自己決定　34

    2. 意思決定能力　36

    COLUMN　37

    3. 代理判断　「意思決定能力がない」と判断された場合　38

    4. 誰が代理判断者となるか　40

  3 Case-2 へのコメント　41

ethics ③ 「縛らないでくれ！　わしは犬ではない！」 転倒と拘束：倫理 4 原則の衝突 ⋯⋯⋯ 44

  1 倫理的問題点に気づく　46

  2 介護倫理の基礎知識　46

    1. 倫理 4 原則の衝突　対立する倫理的価値（善）　46

    2. 尊厳　46

    3. 拘束の弊害　48

    COLUMN 拘束にかかわる法律知識　49

    4. 資源配分の公正性　49

  3 Case-3 へのコメント　50

ethics ④ 「どうか，もうひと口だけでも食べてください！」 食事・内服の拒否 ⋯⋯⋯⋯ 55

  1 倫理的問題点に気づく　57

  2 介護倫理の基礎知識　57

    1. 代理判断の問題点　57

    2. 成年後見制度　57

  3 Case-4 へのコメント　59

ethics ⑤ 「介護中に事故が起こったらどうなるの？」 リスクマネジメント ⋯⋯⋯⋯ 66

  1 倫理的・法的問題点に気づく　67

  2 介護に関係する法的基礎知識　67

    1. 事故と過誤　67

    2. 紛争と裁判　68

    3. 民事責任の基本的構造　68

    COLUMN 債務不履行に関する用語　69

    4. 民事裁判の流れ　69

    5. 刑事裁判の流れ　70

  3 Case-5 へのコメント　72

ethics ⑥ 「虐待の疑いにどうすればいいの？」 虐待と守秘義務 ⋯⋯⋯⋯⋯⋯⋯⋯⋯ 76

  1 倫理的・法的問題点に気づく　77

  2 介護に関係する法的基礎知識　77

    1. 医療従事者の守秘義務　77

2. 通報・通告（届出）義務　79

3 Case-6 へのコメント　82

COLUMN　暴力・虐待に関する 4 つの法律　83

ethics **7** 「『本人か家族でなければ教えられない』は正しいの？」

介護現場における個人情報保護　　　　　　　　　　　　　　　　　　　　　86

1 倫理的・法的問題点に気づく　88

2 介護に関係する法的基礎知識　88

1. 医療・介護現場での問題　88
2. 視点と留意点　88

COLUMN　介護サービス利用者への介護提供に必要な利用目的　91

COLUMN　目的外利用禁止（16 条）および第三者提供禁止（23 条）の除外規定　93

3 Case-7, 8, 9 へのコメント　94

ethics **8** 「休みなしの長時間労働で疲れがとれません」介護者の労働環境　97

1 倫理的・法的問題点に気づく　98

2 介護に関係する法的基礎知識　99

1. 介護従事者も労働者　労働条件の整備を求めるのは権利である　99
2. QWL という発想の共有　100
3. 法が労働者を守る　101

3 Case-10 へのコメント　102

COLUMN　有期労働契約の締結，更新及び雇止めに関する基準（要旨）　105

第 **3** 章 終末期ケアの介護倫理

ethics **1** 「早くお父さんにお迎えに来てほしいの」終末期ケア　110

1 臨床倫理の基礎知識　112

1. "看取り"ということが指し示す意味　112
2. "安楽死"と"患者の意思によって延命治療をしないこと"　113

COLUMN　尊厳死についてのいくつかの見解　116

3. 倫理的に区別しにくい概念　116
4. 海外における延命治療の差し控え・中止の事例　117

COLUMN　その他の終末期に関する判例　119

5. 日本における延命治療の差し控え・中止の事例　120
6. 心肺蘇生術（CPR）　121
7. 蘇生不要（DNAR）指示　122
8. 人工的水分栄養補給　124

COLUMN　終末期認知症患者にとって PEG は有益か？　126

9. 緩和ケア　128

vii

10. 終末期の意思決定プロセスとケアプラン　130
11. 事前指示書　135
12. アドバンスケアプランニング（ACP）　137

2 倫理的問題点に気づく　140

3 Case-11 へのコメント　141

第4章 介護倫理の実践

ethics ① 倫理コンサルテーションの実際 ···································· 152

1 倫理コンサルテーションとは　152

2 倫理コンサルテーションに関するまとめ　162

1. 倫理コンサルテーションの検証と意義　162
2. 倫理コンサルテーションのこれから　165

ethics ② 介護事故の裁判外紛争解決 ADR とメディエーションの実際 ··········· 168

1 アクシデント発生　そのとき！　それから？　168

2 介護メディエーションとは　169

1. 介護メディエーションとは　169
2. ADR・メディエーションの基礎　170
3. 介護の特殊性　171

3 メディエーションに関するまとめ　172

1. 問題点の整理　172
2. 話し合いの実際　2つの事例　172

ethics ③ 事前指示書とアドバンスケアプランニング（ACP）
事前指示（AD）作成の実際 ·· 177

1 事前指示書とは　177

1. 事前指示書の役割　177
2. 事前指示書作成のプロセス　178

2 事前指示に関するまとめ　185

1. 事前指示書は "こころ" で書く　185
2. 事前指示書は "適切" な状況で書く　185
3. 事前指示書は "十分なコミュニケーション" をして書く　186
4. 事前指示書の内容を再確認する　186

巻末付録 書式　POLST（DNAR 指示を含む）　189

おわりに　195

索引　196

第 **1** 章

介護倫理の基礎

なぜ介護に倫理は必要か？

- 「あら，介護の現場に倫理的問題があるなんて知らなかったわ．だって，私たちは毎日，一生懸命介護しているんだからそれでいいと思うわ」
- 「私たちは，徘徊でも何でも，それらの問題にいつでもきちんと ──そう，私たちの経験と専門技術と直観でね── 対処しているわ．でも，それに慣れすぎて，本当にじっくりと立ち止まっては考えていないのかもしれない……」

"介護倫理"と生命倫理

1960年代になって，人びとの生命(いのち)を尊重しない多くの医療や研究に関する問題が顕在化してきた．そこで，「生命(いのち)とは？」「よく生きるとは何か？」ということをともに考えていこうという動きがあり，生命倫理 bioethics という新しい学問が誕生した（図1-1）．生命倫理には，医学だけでなく，看護学・倫理学・法学・公共政策など多くの専門家が，それぞれの専門領域を超えて，協働して考えるアプローチが必要である．

とくに，高齢者ケアにおいては，"生""病""老""死"にかかわる倫理的問題は避けて通ることができない（表1-1）．認知症に伴う意思決定能力低下と自己決定の問題，終末期の延命治療と看取りの問題など，これから考えていかなければならない倫理的問題が山積している．ヒポクラテス的"医の倫理"の伝統に疑問を投げかけた医学の領域だけでなく，看護の領域にも生命倫理は浸透してきた．今後，介護の領域にも**介護倫理**として根づき，発展することだろう．

表1-1　生命倫理のかかわる領域

生	生殖補助医療，妊娠中絶，遺伝子診断，クローン，ES細胞，再生医療　など
病	治療方針の決定，人工呼吸器，研究倫理，緩和医療，医療過誤訴訟，患者の権利，医師と患者の関係，治療の中止・差控え　など
老	認知症，終末期医療，ケア・看取り，虐待　など
死	脳死，臓器移植，延命治療，安楽死　など

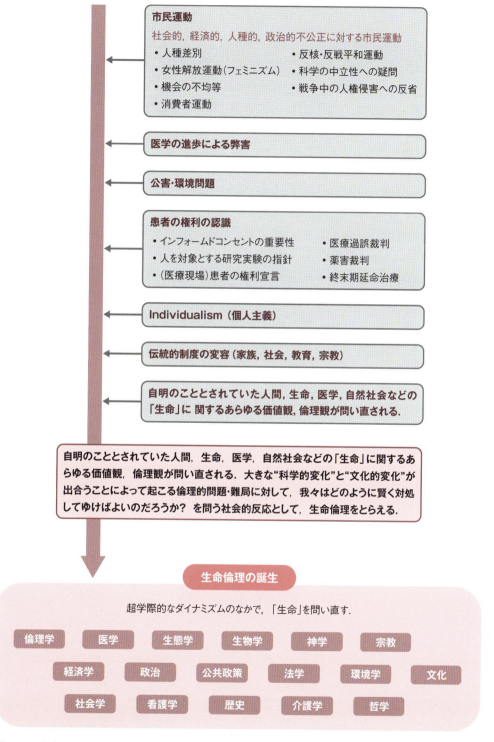

図 1-1 生命倫理学の発展の歴史

第1章 ● 介護倫理の基礎

介護における"倫理的ジレンマ"と"倫理的気づき"

　介護を受ける高齢者の数が増加し，介護の領域は，医療・看護の領域と並んで，ヘルスケアシステムにおいてたいへん重要な位置を占めてきているが，介護に関する倫理的問題は，その重要性がいまだ十分に認識されているとはいえない．

　日常ケアに関するいろいろな問題は，単に介護技術上の問題だけでなく，倫理的問題をも含んでいる．しかし，時間に追われた日常ケアの現場においては，「何が倫理的問題か？」という視点がとかく忘れさられがちである．たとえば，日常的に遭遇する認知症高齢者の"徘徊"ひとつをとってみても，単に介護技術における問題だけでなく，本人がしたい行動を制限されることと，人的資源（介護スタッフ）の不足との間に倫理的ジレンマを見出すことになる．

> 「あら，介護の現場に倫理的問題があるなんて知らなかったわ．だって，私たちは毎日，一生懸命介護しているんだからそれでいいと思うわ」
> 「私たちは，徘徊でも何でも，それらの問題にいつでもきちんと対処しているわ．でも，それに慣れすぎて，本当にじっくりと立ち止まっては考えていないのかもしれない……」

　ケアに関するある問題を，ありふれた当然の現実とみなすのか，あるいは，熟慮に値する倫理的側面をもっているとみなすのか，という見方の問題である．これらは実際，介護技術の工夫によりずいぶん改善されるが，やはり，技術上の問題だけでなく，倫理的問題にも配慮すると，さらに的確な視点で問題をとらえることができる．日常ケアにおける倫理的ジレンマに対して敏感になり，「何が倫理的問題なのか」という倫理的気づき ethical sensitivity をもつことが大切である．

自立と自律，パーソンセンタードケア

　介護倫理には，高齢者の尊厳に配慮したケア，すなわち，"自立を支援すること"と"自律を尊重すること"が大切である．

　自立 independence とは，「自分のことを自分でできる」，あるいは「自分でできることは自分でする」ということである．また，自律 autonomy とは，「自己決定ができる」「自分のことを自分で決めることができる」ということである．

　"その人らしさ""本人本位"と表現されているパーソンセンタードケア person centered care が，認知症高齢者のケアにおいて注目されている．これは，「認知症の人びとの人格は失われるのではなく，次第に隠されていくのだ」とみなし，介護のすべての場面で，認知症の人びとの人格（パーソン）を認めることをその中核概念とする[1]．したがって，個別性，"その人らしさ"に配慮したケア，および自立と自律に配慮したケア（尊厳に配慮したケア）を提供することがパーソンセンタードケアの大切な要素である[2]．

　すなわち，ケアと環境を各個人に合わせたものにすること，行動をその人の視点に立って解釈すること，社会（周囲）との関係性（交流）を重要視すること，と同時に，意思決定を共有

4

すること shared decision making*1 もその重要な要素となる．認知症の人びとの意思決定能力は次第に低下していくが，できるだけ残存能力を引き出し，エンハンスメント（強化）し，自立を支援することによって QOL を高め，自己決定（自律）を支援することがパーソンセンタードケアの実践に大切であり，かつ倫理的視点にもかなうことになる．

介護倫理の基礎知識

1. 事実 fact と価値 value

　倫理判断においては，医学的事実 fact と倫理的価値判断 value の境界についての議論が重要である．「各個人の価値観にはつねに相違がある」ものであり，それらは互いに尊重されなければならない．

(1) "事実認識" と "倫理的価値判断" の区別に敏感になる
「…である」は，必ずしも「…であるべき」にはならない．
　（例）栄養状態が悪化している医学的事実があるからといって，高齢者本人の価値観に反する場合には，必ずしも「PEG*2 を実施すべきである」と結論づけられない場合がある．

(2) "正しい事実認識" がなければ，"よい倫理的価値判断" はできない
　"よい倫理的価値判断" をするためには，"正しい事実認識" が不可欠である．
　（例）高齢者の栄養状態や回復可能性を正しく知ることができなければ，PEG の適応についてのよい倫理的判断はできない．
　ただし，"正しい事実認識" がなされている場合でも，"よい倫理的価値判断" は必ずしもひとつではない．同じ正しい医学的事実を認識している場合であっても，各自の価値観・人生観の違いによって，選択するケアや治療法は異なる．
　（例）検査データにより栄養状態が悪化していることが明らかな場合に，医師は PEG を実施すべきと考え，看護師は経口摂取の努力をしようと考え，患者自身は自然の経過で食が細くなることは仕方がないと考え PEG を拒否することは往々にしてある．これらのうち，あるひとつだけが正しく，他のものは正しくないということはいえない．

2. "徳倫理" と "倫理原則"

　よい倫理上の決定をするために，次の①，②のうちどちらが大切であろうか？
①徳倫理　高潔な方法で行動したくなるような性格をもつこと
②倫理原則　手もとに，賢く正しい行為をするのを容易にしてくれるような倫理原則をもつこと

1) 徳倫理 virtue ethics ——行為者の性格のよさ

ヒポクラテス的"医の倫理"の伝統は，患者に対する**献身 dedication** や，苦しむ患者への思いやり，**共感 compassion** など，徳をもった性格を強調してきた．これらの美徳は患者との信頼関係を築き，価値観を共有することに役立つといえる（**表 1-2**）．しかし，徳倫理は，個々の状況において医療者がどのように行動すべきかを示していないため，それのみでは問題解決できない限界をもっている．有徳の人であっても，誤った行動をするかもしれない[*3]．

表 1-2 徳のリスト（ヴィーチによる）

職業上の徳	ヒポクラテスの誓い	清浄・敬虔
	パーシヴァル	優しさ・堅実・謙虚・職業的大家
	世界医師会（1948 年）	良心・尊厳
	アメリカ医師会（1847 年）	パーシヴァルの徳
	アメリカ医師会（1980 年）	共感・思いやり・人間の尊厳の尊重
	ナイチンゲール誓詞	清らかさ・誠実
宗教に依拠しない徳	一般	善意・配慮・気づかい
	日本	思いやり・献身

2) 倫理 4 原則[*4, 5] ——行為自体の正しさ

倫理には 4 つの原則がある（下記）．実際，臨床の現場で医療者を悩ませるのは，いくつかの選択肢がそれぞれもっともな倫理的根拠にもとづいていて，それらに甲乙つけ難い場合である．このような倫理的ジレンマを解決するために倫理原則が役立つことになる．

> **倫理 4 原則**
> ①自律尊重原則 autonomy
> ②善行（恩恵）原則 beneficence
> ③無危害（侵害回避）原則 non-maleficence
> ④公正（正義）原則 justice

(1) 自律尊重原則 autonomy

他人の自己決定を尊重する，あるいは，他人がよい自己決定をすることができるように支援することである．医療従事者のパターナリズム[*6] を排し，適切な情報開示をし，インフォームドコンセントを実践することもこの原則にもとづく．また，患者のプライバシー権および医療従事者の守秘義務もこの原則から導き出される．

（2）善行（恩恵）原則 beneficence

　医療者は，患者の幸福を追求し，恩恵を与えるような善い行為をすべきであることを意味する．そのためには，害を防ぐ to prevent harm，害を除去する to remove harm，善を促進する to promote good ことが必要である．そして，その善は医療者の価値観ではなく，患者の価値観に沿った善であるべきである．

（3）無危害（侵害回避）原則 non-maleficence

　この原則は，上述の善行原則とコインの裏表の関係にある．善行原則が積極的に善を促進することを促しているのに対して，少なくとも害は為すな Do no harm，害を避けよ Avoid harm ということを意味している．したがって，医療介護従事者は，患者にとって少しでもよい結果となるように，患者がこうむる可能性のある害(苦痛・苦悩)を最小限にする努力をすべきことを意味している．

（4）公正（正義）原則 justice

　人びとを公平・平等に扱うことを要求している原則である．しかし，「"等しい"ものは等しく扱う」ことを実践する際に，何を基準として"等しい"とするのかが問題となる．とくに希少な医療介護資源の公正配分の問題において，この原則は重要な意味をもつ．たとえば，手のかかる重度認知症の入所者ばかりに時間を割いて，他の入所者に手が回らないという日常ケアの人的資源配分の問題がある．

3. 倫理理論 ··

　倫理4原則は，いくつかの**倫理理論 theories of ethics** にもとづいている．おもなものに，**功利主義**と**義務論**がある．

（1）功利主義 utilitarianism

　これは行為の結果にもとづいて，それらの行為を倫理的に正当化するものである．**結果尊重主義 consequentialism** ともよばれる．功利主義的アプローチは，どの選択・行為の結果が，最も"よい結果"をもたらすのかを問いかける．しかし，何を"よい結果"とすべきなのかが問題となる．たとえば，公衆衛生に関する資源配分では，個人の利益よりも，集団的・社会的利益に重きを置くこともある．

（2）義務論 deontology

　この理論においては，他の個人に対する私たちの基本的義務「～すべき」「～であるべき」についての問いが中心となる．義務論では，人間の基本的権利を尊重するために"よい結果(功利主義)"は隅に押しやられる場合もある．たとえば，本人の同意なしにヒトを危険な医学研究の被験者にすることは，たとえそうすることの結果が多くの人びとの命を救うことになるとしても誤っていることになる．

第1章 ● 介護倫理の基礎

4. 倫理4原則の衝突

(1) 4原則の優先順位はケースごと異なる

倫理原則は，今後の方針についてある一定の方向性を指し示してはくれるが，絶対的なものではない．また，実際，臨床や介護現場というものはケースごとに個性があり，4原則を機械的に当てはめればよいというわけではない．関係者間で十分なコミュニケーションをとり，4原則同士のバランスや調和をとりながら，個々のケースに即した思慮分別のある判断の拠りどころとして用いられる必要がある．

(2) 4原則同士が衝突をする

さらに，倫理原則同士が衝突する，すなわち，「ある倫理原則にしたがえば，他の倫理原則には妥協せざるをえない」という状況にしばしば直面する．たとえば，患者本人の自己決定（自律）を尊重することが患者の命を縮めてしまう可能性があるときは，自律尊重原則と善行原則が衝突する．

5. SOL，QOL，人間の尊厳

生命に絶対的神聖性を認めるSOLと，生命に相対的価値しか認めないQOLは，当初は相対立する概念として登場した．しかし，高齢者の終末期ケアにおいては，"生命の神聖性SOL"を尊重することは，"生命の質QOL"に配慮することに他ならず，SOLとQOLは両立可能であると思われる[3]．

(1) SOL（生命の神聖性 sanctity of life）

生物としての人の生命は神聖・不可侵であり，すべて平等で絶対的な価値をもっているという考え方である[*7]．

(2) QOL（生（命）の質 quality of life）

生命・生活・人生の質的内容（高低，良い悪い）を指す．その指し示すところは人により，日常生活動作ADL・生活の質から"命の質"まで幅広く，その使用にあたっては注意を要する．実際，介護の現場などでは「QOL＝ADL，生活の質」という意味合いで，日常的に気楽に用いられていることが多い．QOLは，可能であれば他人が判断するのではなく，本人が自分の価値観や人生観に依拠し判断すべきものであるが，実際は主観的側面と客観的側面を合わせもって使用されている．

(3) 人間の尊厳 dignity

尊厳は，倫理的考慮を必要とする場面で，たいへんしばしば用いられている言葉である．たとえば，患者の権利に関するWMAリスボン宣言（1981年）では，「患者は，人間的な終末期ケアを受ける権利を有し，また，できる限り尊厳を保ち，かつ，平穏に死を迎えるためのあらゆる可能な助力を与えられる権利を有する」とし，また，身近な臨床や介護の場面では，「人

前でおむつ交換をすることは，高齢者の羞恥心に配慮しない尊厳に反する行為である」などのように用いている．ただし，"尊厳"という言葉のもつ絶対性・優位性により，他の主張や批判をすべて受け付けないという危険があり，その使用にあたっては，"開かれた対話"に留意する必要がある．

[尊厳 dignity は人に備わる絶対的な価値である]

尊厳は，人に備わる他のものでとって代わることのできない，何物にも優先する絶対的な価値である．したがって，老若・健康状態・社会的評価などが異なっても，その個人の尊厳が変わることはない．

忙しい日常ケアの現場においても，高齢者をルーチンワークの客体とみなすのではなく，ひとりのかけがえのない人として尊重し，快適な生活が送れるよう思いやりをもって支援することが高齢者の尊厳に配慮することになる．

6. 倫理的ジレンマへのアプローチ法 ·····························

倫理的ジレンマに対して，以下の3つのアプローチ法がある．

- **直観的アプローチ intuition**　論理的思考のプロセスを経ずに，直接に物事の善し悪しを判断することである．
- **交渉・対話によるアプローチ negotiation**　関係者の考え方・願望を理解し，対話を通じて，すべての関係者にとってまずまず妥当な対立のない決定を導き出すことに重点を置く方法である．
- **論理的分析的アプローチ analytic approach**　論点のリストを作成することによって倫理的問題点（ジレンマ）を明らかにし，"倫理4原則"や"決疑論*8""ケアの倫理*9"などの手法を用いて解決策を探る方法である．経験を積んだ人の直観は正しい結論を導くこともあるが，微妙な倫理的判断が必要とされ，どちらが正しいのか甲乙つけがたいケースについては，十分なコミュニケーションとともに，説得力・一貫性のある論理的分析的アプローチが求められる．

7. 医学的視点と倫理的視点と法的視点のバランスのとれた判断 ········

倫理的価値判断は，ただ倫理の原則にしたがえばよいというわけではなく，医学的視点・法的視点からもバランスがとれたものでなくてはならない[4]．すなわち，社会の多くの人びとが「妥当な解決方法である」と思えるものである必要がある．

(1) evidence based ethics

医学の領域では evidence based medicine ＝ EBM ということがよくうたわれているが，倫理の領域でも evidence based ethics "正しい事実認識（エビデンス）にもとづいた倫理"の重要性が認識されはじめている．"間違った事実認識"からは，決して"よい倫理的判断"は導くことができないため，客観的な医学的エビデンス（身体状況）や医学の進歩を十分に検

討する必要がある．

（2）判例の積み重ね ⇒ 臨床現場の倫理的コンセンサス

　臨床現場における倫理的コンセンサスの形成は，判例（法的判断）の積み重ねに負っていることが多い．倫理的ジレンマが明らかになったとき，医療現場からの問題提起，あるいは患者サイドや倫理専門家からの問題提起が，法的判断を経ることによって臨床現場におけるコンセンサスが形づくってきたといえる[*10]．

（3）権利侵害の事件 ⇒ 綱領・宣言・ガイドライン ⇒ 研究倫理におけるコンセンサス

　研究倫理においては，人びとの権利を侵害した非人道的研究に対する反省から，綱領・宣言・ガイドラインなどがつくられ，倫理的コンセンサスが形成された[*4]．

注

[*1] **共有された意思決定 Shared decision making**　医療ケア専門家が，高齢者本人の意思や考え方（価値観）を取り入れないパターナリズム（[*6]を参照）に陥りやすいことへの反省から，協働的意思決定過程を尊重した "共有された意思決定 shared decision making" という概念が登場した．今後の医療やケアの方針について，医療ケア専門家と高齢者本人がよいコミュニケーションをとることにより，適切な情報共有をし，本人が自身の価値観に沿った意思決定をできるよう支援をすることである

[*2] **PEG**　経皮内視鏡的胃瘻造設術（percutaneous endoscopic gastrostomy）

[*3] 最近の徳倫理のいくつかは，行為者の性格の善し悪しだけでなく，行為の正しさ・不正についても言及しているものがある

[*4] **タスキギー事件**　倫理原則はタスキギー事件の反省によってつくられた．タスキギー梅毒研究は，被験者である黒人男性に十分な情報を提供することなく，40年もの長期にわたって半強制的に実施された非人道的な人体実験（1932-1972年）である．梅毒の治療法が発見された後にも，本物の薬を与えず，偽の薬を与え，梅毒の自然経過を観察していた．その反省に立ち，ヒトを対象とする医学研究においては，十分な情報提供と強制を伴わない自己決定が重要であることが明確にされ，その後のヘルシンキ宣言に影響を与えた

[*5] **ベルモントレポート**　アメリカの『生物・医学・行動研究におけるヒト被験者保護のための国家委員会報告書』（1978年）である．そのなかで "自律尊重原則" "善行原則" "公正原則" が示され，その後，ビーチャムとチルドレスによって "無危害原則" を加えた4原則が示された

[*6] **パターナリズム**　本人のためによかれと考え，本人の意思や願望を今後の治療方針に取り入れないことである．歴史的に「ヒポクラテス的医の倫理」は "自律尊重" よりも "善行" を重んじてきた．すなわち，患者本人にとって最善の利益になると医師が考えるような決定を医師がすることである．これは，両親が子供のためを思って意思決定をするのに似ているため，パターナリズム（父権的）とよばれている

[*7] **SOL**　SOL は，生物学的生命の価値だけでなく，人格の尊厳 dignity にもかかわってくるとの考え方もある．「sanctity of life（生命の神聖性・生命の尊厳）という概念は，種々の仕方で，生物学的生命の価値 value および人格の尊厳 dignity にかかわってくる．おそらくは，生命の尊厳に関する議論のなかで云々されることの多くは，実際には "人格の生命の尊厳" のことを言っている」[5]

[*8] **決疑論 casuistry**　決疑論とは，倫理的ジレンマを解決する際に，そのケースを詳細に分析して以前の似通ったケースを見つけ出し，それを模範として，当該ケースの具体的行動指針を導き出すものである．したがって，倫理原則をそのケースに当てはめる上から下へのアプローチ "原則主義" とは異なった，ケース⇒行動指針という下から上へのアプローチである

[*9] **ケアの倫理**　倫理的ジレンマを解決する際に，女性の視点を尊重したフェミニスト的アプローチを用いることである．看護倫理に取り入れられている．倫理的ジレンマのなかにある蜘蛛の巣のように複雑に絡み合った人間関係を，"誰も傷つけない" 女性特有の方法で衝突を避けながら回復させる，より柔軟なアプローチである．「ケア（＝思いやり）の倫理」と訳すと，その趣旨に沿うと思われる．

[*10] インフォームドコンセントという概念の確立には，「健全な精神を有する成人は，自己の身体に何が行われるかを決定する権利を有する」としたシュレンドルフ裁判（1914年）や，医師の説明責任を明確にしたザルゴ裁判（1957年）が大きな役割を果たした．また，延命治療の差し控え・中止については，"死ぬ権利" について言及したカレン・クィンラン裁判（1976年），事前指示の重要性を確認したナンシー・クルーザン裁判（1990年）などの判例の積み重ねが臨床現場のコンセンサスを形成した．いくつかの判例は，p35，118-120を参照）

文献

1) Edvardsson D, et al（2008）：Person-centred care of people with severe Alzheimer's disease. Lancet Neurol, 7（4）：362-367.
2) Innes A, et al（2006）：Promoting person-centred care at the front line. Joseph Rowntree Foundation.
3) Engelhardt HT（1986），加藤尚武，飯田亘之訳（1988）：バイオエシックスの基礎　欧米の「生命倫理」論. p5，東海大学出版.
4) 箕岡真子（2005）：特集　毎日の医療倫理「臨床家・生命倫理研究者の立場から」. メディカル朝日，34（10）：62.
5) 前掲3），p21.

参考文献

• 箕岡真子，稲葉一人（2007）：介護と生命倫理（1）　なぜ介護に生命倫理（バイオエシックス）は必要か. 総合ケア，17（1）：63-68.
• Callahan D（1995）：Bioethics. In Encyclopedia of Bioethics. pp247-256.
• 赤林　朗編（2005）：入門・医療倫理Ⅰ. 勁草書房.
• Powers BA（2003）：Nursing Home Ethics：Everyday Issues Affecting Residents with Dementia. Springer.
• 木村利人（1987）：いのちを考える　バイオエシックスのすすめ. 日本評論社.
• 近藤　均，他編（2002）：生命倫理事典. 太陽出版.
• 資料集　生命倫理と法編集委員会編（2003）：資料集　生命倫理と法.
• 箕岡真子（2010）：認知症ケアの倫理. ワールドプランニング.

ethics

2

認知症ケアの倫理

1. 『新しい認知症ケアの倫理』の必要性

　認知症の人の数が増加し，そのケアにかかわるさまざまな問題が顕在化してきている．認知症の進展に伴い，記憶障害・認知機能障害が進行し，自分のことが自分でできなくなる"自立 independence の障害"，さらに自分のことを自分で決められなくなる"自律 autonomy の障害"が起こってくる．このような認知症をはじめとする意思決定能力の低下した人びと，すなわち，身体機能（フレイル frail）だけでなく，意思決定能力が低下していく人びと（vulnerable）の自律について思いを馳せ，生活の視点をもって，それらの人びとの尊厳に配慮することは重要な倫理的課題である．

　認知症ケアにかかわる人びとは，認知症の人の**行動・心理症状(behavioral and psychological symptoms of dementia；BPSD)**や介護にかかわる多くの問題に対して，よりよい対応をしようと，熱意をもってさまざまな介護技術的工夫をしてきた．

　このように，日本においては，認知症に関する諸問題は，おもに医学的および介護技術的問題として認識されてきたが，これらの認知症ケアにかかわる人びと，認知症の本人，その家族など，進行性の認知症にかかわるすべての人びとが安心できるようなケアの倫理的土台をつくり，それらの人びとを支援するために，『新しい認知症ケアの倫理』の創設・体系化の必要性がさけばれ，「認知症ケアの倫理」(箕岡)として世に出された．

　また，21 世紀に入り，終末期アルツハイマー病においては，人工的水分栄養補給である胃ろうの問題も大きな社会問題となっており，医学的視点，倫理的視点，法的視点のバランスのとれた『新しい認知症ケアの倫理』の創設・体系化は緊喫の課題であった．

2. 認知症ケアの倫理におけるさまざまな論点

　認知症における徘徊や介護への抵抗などの日常ケアの問題や，終末期ケアの問題は，実際，介護の技術上の問題として対処されていることが多かったであろう．しかし，これらに倫理的問題が内包されているという"倫理的気づき"をすることによって，より的確な視点でこれらの問題をとらえることができるようになる．

　認知症ケアの倫理にかかわる論点を示す（下記）．倫理的ジレンマにおいては，同様な事例でも，それぞれのケースごとに解決策は異なり，たったひとつの正解があるわけではない．したがって，本人の QOL，自律 autonomy，自立 independence，しあわせ well-being をしっかりと視点の中心に据えながらも，なおかつ家族介護者の QOLs(quality of lives)，介護従

事者の QWL(quality of working life)にも配慮して，バランスのよい倫理的解決方法を熟慮することが望まれる．

『新しい認知症ケアの倫理』が内包する論点は膨大であり，第 1 章では，体系化するにあたって新しくつくられた言葉(抜け殻仮説，行動コントロールの倫理，翻訳の倫理など)を中心に概説する．

『認知症ケアの倫理』におけるさまざまな論点

①新しい"認知症ケアの倫理"
②"抜け殻仮説"からの脱却
③パーソン論への挑戦
④意思決定能力の評価とインフォームドコンセント
⑤家族や介護者による代理判断
⑥パーソンセンタードケア；人としての価値を貶める行為（PD）
⑦だますこと/ごまかすこと；義務論と功利主義（結果尊重主義）
⑧行動コントロールの倫理
⑨認知症の真実（病名）告知
⑩翻訳の倫理
⑪高齢者虐待と守秘義務の解除
⑫人的医療資源の公正配分の問題
⑬終末期ケア（嚥下障害・摂食不良）
⑭摂食嚥下障害の倫理
⑮自殺企図，自殺ほう助
⑯家族介護者支援；QOLとQOLs
⑰QWL
⑱徳倫理
⑲介護のビジネス化の問題
⑳認知症の人が参加する研究倫理
㉑認知症における緩和ケア

3. 『新しい認知症ケアの倫理』の目指すもの

1）『新しい認知症ケアの倫理』の 3 本柱

認知症と診断された人びとは，"失うこと"の不安とつねに向き合って生きていかなければならなくなる．楽しみにしていた老後の夢や計画が奪われ，予想もしなかった多くの問題に突き当たり，苦悩にとらわれてしまうこともあるだろう．それらは，①記憶力・認知機能の低下や他の知的能力を失うことに対する不安，②自己認識（アイデンティティー）および自己コントロールを失うことへの不安，③身体的機能低下や苦痛に対する不安，である．これらの"失うこと"への不安を少しでも和らげ，よりポジティブに生活できるように，私たちは，認知症の人びとの感情に対して十分な配慮をし，「何かをする」こと以上に，「彼らと共に在る」という姿勢が大切である．

(1) 実践にもとづき『新しい認知症ケアの倫理』をつくり，発展させる

日常ケアの実践を通じて，認知症の本人やその介護者の声に耳を傾けることによって，真

の経験が導かれ,「何が問題なのか」「何に対して声をあげるべきか」を学び,結果として,はじめて『新しい認知症ケアの倫理』は意義深い学問になる.すなわち,"理論による倫理 theory ethics"から,"経験にもとづいた倫理 experience-based ethics""物語による倫理 narrative ethics"へと発想の転換をした.

(2)『新しい認知症ケアの倫理』は,認知症に伴う偏見・差別を取り除く

歴史的には,認知症の人びとに対して「何もすることがない」という態度になったり,反対に「何もできないので保護しなければならない」という態度になったりして,本人の意向を尊重しない押しつけがましいケアがなされてきた.『新しい認知症ケアの倫理』は,こういった本人の自律 autonomy,自立 independence,しあわせ well-being に配慮が欠けた考え方に対する改革でもある.

(3)『新しい認知症ケアの倫理』は,超学際的・多職種協働的アプローチである

認知症ケアにおいては,医療以上に,その人の生活に配慮することが重要となってくる.最近では,地域包括ケアや多職種協働がクローズアップされてきており,"臨床倫理"という視点は,医師・看護師だけでなく,ケアマネジャーや介護職にとっても,まったく新しい視点で横一線のスタートを切れる格好の話し合いの題材となる.

2)『新しい認知症ケアの倫理』が目指すもの

認知症の人びとは,認知機能や記憶力の低下によって偏見や差別の対象とされるべきではない.それどころか,その身体的にも社会的にも脆弱(frail + vulnerable)な存在ゆえに,人びとの支援の手が差し延べられることを必要としている.したがって,『新しい認知症ケアの倫理』は,①完全な権利主体者である人のための倫理から,周囲との関係性ゆえに倫理的存在である人のための倫理へ,②意思決定能力がある人のための倫理から,意思決定能力が不完全な人びとを支援する倫理へ,③道徳的・論理的思考ができる人のための倫理から,豊かな感情ゆえに倫理的存在である人のために倫理へ,の発想の転換が求められる.

4."抜け殻仮説"からの脱却・"パーソン論"への挑戦

『新しい認知症ケアの倫理』は,認知症に伴う偏見・差別を取り除くことをその3本柱のひとつとしており,そのためには旧態依然たる"抜け殻仮説"からの脱却や,西洋哲学理論である"パーソン論"に挑戦する必要があった.

(1)"抜け殻仮説"からの脱却

抜け殻仮説とは,認知症の人は,脳神経細胞の病理学的変性により,人格は変化・崩壊し"抜け殻(= non-person)"になってしまうというものである.しかし,『新しい認知症ケアの倫理』においては,このような認知症に伴う偏見・差別を取り除き,"抜け殻仮説"から脱却す

る必要がある．なぜなら，「合理的思考や記憶力ゆえに，人は道徳的地位が与えられ保護される対象になりうる」という考え方では，認知症の人びとの尊厳に配慮することができなくなってしまうからである．

(2) "パーソン論"への挑戦

"パーソン論"は，「どのようなヒトを人personとよぶのか？」を問う西欧の哲学理論である．哲学者Tooley M, Singer Pらによって提唱されたパーソン論は，生物学的な意味での〈ヒト〉と，道徳的な意味での〈パーソン・人〉を区別するものである．道徳的主体としてのパーソン・人であるためには，自己意識，自己支配，未来という概念，過去という概念，他者と交流すること，他者への関心，コミュニケーション・好奇心などの要件が必要とされた．

しかし，このような狭い〈パーソン・人〉の基準を採用するパーソン論においては，重度の認知症の人だけでなく，胎児・嬰児・持続的植物状態の患者なども〈パーソン・人〉の概念から外され，一般の道徳的感情に反することになる．認知症の人びとに適切な居場所を提供し，彼らとともに在る（＝ある，being with）ためには，私たちは"パーソン論"に挑戦し，人間の価値や人格（＝ person, personhood）について，より広くとらえる必要がある．『新しい認知症ケアの倫理』は，このような"抜け殻仮説"や"パーソン論"に挑戦し，排他的な"Dementismディメンチズム"を乗り越える必要がある．社会の人びとや介護者が，高度認知症の人びとをどのように認識するのかということが，提供されるケアの質やその倫理的配慮に影響を与えることになるのである．

5. 認知症の人における自律 autonomy という概念 （Case-1 を参照）

(1) 自律（自己決定の権利）とは

すべての人は，医療ケアにおいて自己決定の権利が保障されている．その意味するところは，「意思決定能力のある個人は自己決定をすることができる」「他者はその自己決定を尊重しなければならない」ということであり，さらに踏み込んで「自律の弱くなっている個人は保護・支援を受けるべきである」ことも含んでいる．

(2) 意思決定能力

自己決定の権利が保障されるために必要な意思決定能力は，①選択し表明できること，②情報を理解できること，③状況を認識できること，④論理的思考ができること，の4つの構成要素を満たす必要がある．しかし，認知症の人の意思決定能力の評価については，そう簡単に「あるか，ないか」を決めることはできない(Not an all or nothing matter !)．同意consentできる能力から，賛意assentを示せる能力，さらに認知症が進展して同意不可への移行は漸減的(緩徐)であり，意思決定能力評価のゴールドスタンダードは存在しない．

(3) 認知症の人の意思決定能力

認知症だからといって，すべての人が自己決定不可能とはいえない．意思決定能力は，認

知症の進展にしたがって，次第に低下（漸減）していく（同意⇒賛意⇒同意不可）のである．これが前述のごとく，意思決定能力の評価が難しい理由である．

さらに，意思決定能力は“特定の課題ごと”“経時的に”“選択の結果の重大性”に応じて変わる．したがって，意思決定能力を固定的に考えてはいけないし，残存能力を引き出す努力を惜しまないことが必要である．できるだけ本人が自己決定できるように，あるいは自己の願望・意思・好みや選好を表出できるように，共感をもって支援することが重要である．

（4）shared decision making

意思決定能力があると適切に評価されれば自己決定の権利が保障されるし，反対に，意思決定能力がないと適切に評価されれば家族などによる代理判断が行われることになる．しかし，臨床の現場で実際に最も多いのは，意思決定能力が不十分な場合，あるいはボーダーラインのケースである．このようなボーダーラインのケースでは，共有された意思決定，あるいは意思決定の支援である shared decision making を実践することになる．後述のパーソンセンタードケアの5つの要素のうちのひとつにも「shared decision making を実践する」が含まれている．

（5）認知症における，より豊かで共感に満ちた autonomy の概念のアドボカシー

認知症における自律を考えることは，『新しい認知症ケアの倫理』の根幹にもかかわる重大な論点である．意思決定能力を緩く評価・解釈した場合（たとえば，同意 consent できる能力⇒賛意 assent できる能力まで広げたとしよう），メリットとして本人の自律 autonomy を，より広く認めることになるが，デメリットとして，医療ケアにリスクが伴う場合には本人に危害を与えやすくなってしまう．

反対に，認知症の人の意思決定能力の評価を厳格にしすぎれば（たとえば，意思決定能力の4構成要素を厳格に評価・解釈し，同意 consent できる能力のみに限定するとしよう），メリットとして本人のこうむるリスクや害は減少するかもしれないが，デメリットとして自律 autonomy をあまりに狭く解釈することになり，自己決定の権利をないがしろにし，認知症の人の自律 autonomy に対して配慮が欠けることになってしまうからである．とくに日常生活に関する意思決定においてはことさらである．

では，認知症における自律の概念をどのように解釈すべきであろうか．

認知症の人の尊厳に配慮するためには，自律 autonomy の概念をより広くとらえて意思決定能力の評価をし，できるだけ自己決定の支援 shared decision making をする必要があると思われる．すなわち，自律を「意思決定能力の4つの要素を満たし，個別に単独で自己決定できること」と狭くとらえるのではなく，「周囲との関係性のなかで自己決定をすること」という，より広い概念でとらえなおすことである．そのような発想の転換においては，認知症の人びとの意思決定能力は「大切な人びととの関係性のなかで，自身の願望や意思を表現できること」として評価されることになる．そして，こうむる可能性のあるリスクや危害を防止したり，最小限にしたりするために，家族や医療ケア関係者が注意深く見守る（モニターする）ことが必要となってくる（図1-2）．

図 1-2　認知症における自律 autonomy の概念

6. 行動コントロールの倫理 (Case-2 を参照)

(1) 行動コントロールの倫理とは

　"行動コントロールの倫理"とは，認知症の進行に伴って周辺症状として BPSD といわれる行動障害（攻撃性・興奮状態・徘徊など）が出現するが，このような場合に，身体拘束や薬剤により，認知症の人の行動をコントロールすることは倫理的に許されるのかどうかという問題を扱う．

　人の行動する自由を制限することは"人としての価値をおとしめる行為"であり，"尊厳に反する行為"となるため，倫理的に熟慮が必要である．いままでは，身体拘束といった物理的抑制が話題の中心だったが，『新しい認知症ケアの倫理』においては，行動コントロールというより広い概念で，薬剤による行動コントロールなども含めて，認知症の人びとの行動をコントロールすることの意味を考えることが重要である．

　また，"行動コントロールの倫理"は，施設と病院とでは違いがあるのか？　あるいは，身体拘束・身体抑制といった"物理的な行動コントロール"と"薬物による行動コントロール"とはどのように異なるのか？　などについて，医学的・倫理的，さらには法的（判例）視点を交えて考えていく必要がある．

(2) 倫理原則の対立

　行動コントロールにおいては，しばしば 2 つの倫理的価値が対立し，倫理的ジレンマを引き起こしている．すなわち，「拘束から自由になることはよいことである」という価値と，「転倒・骨折のリスクを減らすことはよいことである」という価値の対立である．前者は自律尊重原則にかかわり，後者は善行原則にかかわるため，"自律尊重原則"と"善行原則"の対立といいかえることもできる．

（3）拘束に関する法律など

　人の行動する自由を制限する拘束は倫理的に望ましくないが，いくつかの法律にも規定がある．介護保険法第88条には「施設は……　緊急やむをえない場合を除き，身体的拘束その他入所者の行動を制限する行為を行ってはならない」とされている．『身体拘束ゼロへの手引き』(厚生労働省)において，緊急やむをえない場合として3つの要件〈切迫性〉〈非代替性〉〈一時性〉が示されている．

（4）身体拘束による弊害と"最低限の拘束"

　身体拘束ゼロへの手引きにおいて，"身体的拘束その他入所者の行動を制限する行為"の具体例が示されているが，本人の意に反した拘束をすることによって，さまざまな身体的弊害，精神的弊害，社会的弊害を引き起こすことになる．

　もし例外3要件〈切迫性〉〈非代替性〉〈一時性〉を満たし，やむをえず拘束をする場合でも，目的の正当性，手段の相当性，達成される法益の重要性，法益侵害の相対的軽微性などについて熟慮し，定期的な再評価をし，最低限の拘束になるよう注意が必要である．

（5）薬物による行動コントロール

　目に見えるひもなどで縛る身体拘束は問題視されることが多いが，臨床の現場では，薬物による行動コントロールは比較的たやすく行われる傾向にある．実際，認知症の行動障害，攻撃的態度や周囲の人びとに恐怖を抱かせる行動は，家族にとって感情的ストレスになるため，家族介護者は，医師に対して静かにさせるために薬の処方を望むことがある．また，施設の介護職も，仕事の効率などを考えて，薬物の処方を望む場合がある．

　しかし，『身体拘束ゼロへの手引き』にも「行動を落ち着かせるために向精神薬を過剰に服用させる」ことは身体拘束禁止の対象となる具体的行為としてあげられている．

　したがって，薬物による行動コントロールをする際には，①適切な尊厳に配慮したケアが実施されているか，②その人に合った環境が整備されているか，③薬物使用の目的および目的となる徴候は明確にされているか，④適切な使用法(量)か，について熟慮する必要がある．

（6）病院の術後における行動コントロール

　病院においては，医療者は，とくに病気の完治や生命予後に目が向きがちだが，術後においても，患者の自律や身体的自由に配慮する必要がある．一宮身体拘束事件の判例を参照すると，病院の術後であっても，当然のこととして身体拘束が許容させているわけではないことがわかる．病院においても，介護施設における基準〈切迫性〉〈非代替性〉〈一時性〉の例外3要件を採用し，必要最低限度のものである必要があるとしている．

　裁判には，一宮身体拘束事件のように"拘束して訴えられた"ケース，反対に"拘束せずに転倒・転落して訴えられた"ケースもある．そして，裁判所の判決は，医療者の「責任を否定する」ものもあれば，「責任を認め過失あり」としたものまで，さまざまである．したがって，直観で「拘束してもいい」「拘束は悪い」ではなく，法益の考量など，拘束の違法性が阻却される要件について立ち止まって熟慮することが必要である．

7. 翻訳の倫理

　軽度認知症の場合には，自分自身の考えを伝えられることが多いが，中等度以上になると，周囲の人びとは，認知症の人の行動や経験を翻訳して読み解くことになる．たとえば，私たちは「認知症の人が暴力を振るった」「施設から出て行った」「徘徊している」ということを聞いたとき，「ああ，これは認知症による困ったBPSDだ！　行動障害だ！」と即断してしまいがちである．しかし，私たちは，認知症の人の経験を「自分のフィルターを通じてみている」，あるいは「自分自身の辞書を用いて翻訳している」に過ぎない可能性がある．

　"翻訳の倫理"とは，認知症の人の行動や経験を，周囲の人びとが「自分の価値観で翻訳し，解釈している」「自分のフィルターを通じてみている」「自分自身の辞書を用いて翻訳している」ことに自覚的・内省的である必要があることを意味する．

　認知症の人に，徘徊・暴言などのBPSDが出現した場合，私たちは「なぜ，このように行動するのだろうか？」「なぜ，このように考えるのだろうか？」と，認知症本人の視点に立って考えることが必要である．

　"翻訳の倫理"に関するケアの具体的な実践としては，「スタッフや一般人の視点ではなく，本人の視点に立つこと」「行動障害は感情の表現であるとみなすこと」「行動障害を何かを伝えたいという表れであるとみなすこと」「認知症の人の世界に入り込み，たとえそれが理解に苦しむものであっても，すべての行動に意味があるのだと考えること」「認知症の人の現実の世界（これは私たちの現実の世界と異なるが）を受け入れること」などがあげられる．

8. 倫理的に配慮されたケア　──パーソンセンタードケア

　実際，多くの認知症ケア従事者が，その呼び名こそ異なれ，パーソンセンタードケアの理念に沿った日常ケアを実践している．ここでは，"パーソンセンタードケア person-centred care"を倫理的視点から読み解いてみる．

　『新しい認知症ケアの倫理』は，"抜け殻仮説からの脱却""パーソン論への反論"の項で述べたように，認知機能や合理性を重要視する考え方，すなわち"認知機能至上主義"からの脱却を目指すものであり，弱い立場の人びとを排除することではなく，包み込むケアをすることにある．したがって，〈パーソン・人〉とは何かについて熟慮しながら認知症ケアにあたることが望まれる．

　「人格 personhood, person という概念は何を意味するのか？」，あるいは「being a person 人であるためには，人格をもっていなくてはならないのか？」という問いは，アルツハイマー病の人，とくに高度アルツハイマー病の人びとについて，海外ではずっと議論がなされてきた難しい問題である．

　しかし，日本においては，パーソンセンタードケア person-centred care を"その人らしいケア""その人を中心としたケア"といった耳ざわりのよい言葉でよび，〈パーソン・人〉の意味について理論的考察がなされてこなかった現状がある．

　パーソンセンタードケアは，すべての場面で認知症の人の人格をみとめることを，その中核概念とする．具体的には，

第1章 ● 介護倫理の基礎

パーソンセンタードケア ＝ 個別性に配慮したケア ＋ 尊厳に配慮したケア

である.

また，尊厳に配慮したケアとは，

尊厳に配慮したケア ＝ 自律 Autonomy への配慮 ＋ 自立 Independence への配慮

ということになる.

すなわち，パーソンセンタードケアは，その人個人に焦点を当て，その人をコントロールするのではなく，"自律 autonomy" と "自立 independence" を支援するケアであるといえる. その構成要素は，①認知症の人びとの personhood 人格は，失われるのではなく，次第に隠されていくのだとみなすこと，②すべての場面で，認知症の人びとの personhood 人格を認めること，③ケアと環境を，個人に合わせること，④shared decision making を実践すること，⑤周囲(社会)との関係性(交流)を重視すること，の5つである(下記).

その理念を実践するものとして認知症ケアマッピング(DCM)がある. そのなかで "人としての価値をおとしめる行為(personal detraction；PD)" として，①ごまかし，②権限を与えない，③こども扱い，④脅かす，⑤レッテルを貼る，⑥偏見をもつ，⑦急かす，⑧訴えを退ける，⑨のけ者にする，⑩もの扱い，⑪無視，⑫無理強い，⑬放っておく，⑭非難する，⑮妨害する，⑯嘲る，⑰誹謗する，が示されているが，これらは尊厳に反する行為であり，避けるべきである.

パーソンセンタードケアの構成要素

「まず，その人ありき」
「認知症の人の状態は，周囲の人びとやケアの状態を反映する鏡である」
　①認知症の人びとの personhood 人格は，失われるものではなく，次第に隠されていく
　②すべての場面で，認知症の人びとの personhood 人格を認める
　③ケアと環境を，個人に合わせる
　④shared decision making を実践する
　⑤周囲(社会)との関係性(交流)を重視する

20

第2章

日常ケアの介護倫理

ethics
1

「介護において嘘をつくこと，だますことは仕方がないのですか?」

認知症ケア

- 「A さんの徘徊に家族は困り果て，施設に入所してもらうことになりました」

- 「でも，本人がまだ入所したくないというので，家族は買い物だとだまして施設に連れて来てしまいました」

- 「その晩，A さんが落ち着かない状態になったので安定剤を飲ませたのですが，結局，風呂場の窓から出て行ってしまいました」

- 「嘘をつかなければ施設に連れて来られないし，でも，嘘をつくのも A さんの人格に配慮していない気がするし……」

Key Point

① 認知症の人の意思決定能力を適切に評価することが大切である．また，意思決定能力が不十分な場合でも，できるだけ自己の願望や意思，好み，選好を表出できるように，共感をもって支援する（shared decision making）

② 入所時や介護時に，嘘をつくことやごまかしをすることは許されるのかという問題は，「嘘をついてはならない」という倫理理論である"義務論"と，「嘘やごまかしによって，よりよい結果が得られるのであれば，その嘘は正当化される」という倫理理論である"功利主義（結果尊重主義）"の対立である

③ 本人の施設入所に関する決定において，家族の都合も十分に考慮することが必要である

④ 薬物による行動コントロールも身体拘束の範疇に入るため，その使用にあたっては，提供されているケアや，薬物の使用目的・使用方法について十分に考慮する

⑤ 認知症の行動障害に対して，「なぜ，このように行動するのだろうか」と，意識的に認知症本人の視点に立って考える"翻訳の倫理"が必要である

Key Word

ケアにおける"嘘""だまし"・認知症の人の意思決定能力・インフォームドコンセント・倫理的価値の対立・希少な医療資源の公正配分・徳の倫理・行動コントロールの倫理・翻訳の倫理

Case-1 「介護において嘘をつくことだますことは仕方がないのですか？」

だまされて入所させられる高齢者のケース

　アルツハイマー型認知症の74歳女性Aさんは，排泄見守レベル，食事自立であるが，徘徊があり，たびたび警察の世話になり家族は困っている．そして，夫は高齢で，長男夫婦も多忙のため，施設に入所予定になっている．

　施設見学時にAさん本人は「いまはまだ入所はしたくないけれど，でも，将来はお願いします」とハッキリ言っていた．しかし，主治医の先生から「だまして○△□の里へ連れて行けば大丈夫」と言われていたため，長男は「買い物に行く」とだまして施設にAさんを置いて帰ってしまった．

　その晩，Aさんは不穏になり，「家に帰りたい．家に帰りたい」と繰り返し言いながら歩き回った．しかし，スタッフも人員不足でゆとりがなかったため，医師より処方された安定剤で対処してしまった．その後，Aさんはいったん落ち着いたが，次の朝，風呂場の窓から出て行ってしまい，たいへんな騒ぎになった．他のスタッフも「嘘をつかずにじっくり話を聞いて，共感のある態度で接すればよかった……」と後悔している．

　だまして高齢者を入所させることについてケアスタッフは悩んでいたが，さまざまな職種の職員が「いい」「悪い」「仕方がない」など，直観にもとづく意見を言うだけで，何も解決には結びつかなかった．

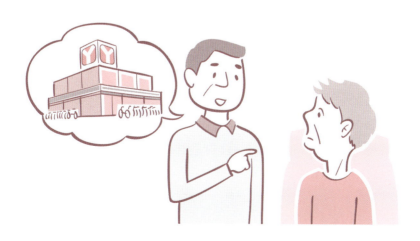

第**2**章 ● 日常ケアの介護倫理

1 ４分割表の作成　ケースを整理する

　まず，このケースを整理するために"4分割表"を作ってみよう．さまざまな職種の人たちが同じ土俵で話し合うためには，ケースの事実について正しく理解し，共通認識をもつことがたいへん重要である．正しい"事実認識"がなければ，正しい"倫理的判断"を導くことはできない．ケースを4分割表の〈医学的事項〉〈患者の意向〉〈QOL〉〈周囲の状況〉に分けて整理・理解をしていく．"4分割表"は，正しく事例を理解するために，自分の頭のなかを整理するものである．

　図2-1は，このケースの"4分割表"のひとつの例である．今回は難しい概念である〈QOL〉という項目の代わりに，「家族に関すること」という項目を設けてみた．

<table>
<tr><td>

医学的事項

- 74歳女性
- アルツハイマー型認知症
- 毎日徘徊
- 排泄見守りレベル
- 食事自立

</td><td>

本人の意向など

- 施設見学時「まだ入所はしたくない．でも，将来はお願いします」
- 施設入所の晩に不穏になり，「家に帰りたい．家に帰りたい」と言いながら歩き回る
- 風呂場の窓から出て行った

</td></tr>
<tr><td>

家族にかかわること

- Mさんの徘徊に家族は困っている
- 夫は高齢，長男夫婦は多忙
- Mさんの施設入所手続きを始めている
- 長男がMさんを「買い物に行く」とだまして施設に置いて帰った

</td><td>

その他（関係者・周囲の状況）

- 医師「だまして○△□の里へ連れて行けば大丈夫」
- 夜間はスタッフ不足で，Mさんの行動に安定剤で対処した
- スタッフ「じっくり話を聞いて，共感のある態度で接すればよかった」

</td></tr>
</table>

図2-1　4分割表のひとつの例

ethics **1** ● 「介護において嘘をつくこと，だますことは仕方がないのですか？」

2 　倫理的問題点に気づく

　次に "4 分割表" をもとに，このケースの倫理的論点を多職種で話し合い，同定をしてみよう (スモールグループディスカッション).

1 「このケースには，どのような倫理的問題点があると思いますか？」

　各自，さまざまに倫理的論点を同定したと思うが，そのひとつの例を示す.

　これまでは，直観で「いい」「悪い」「尊厳に反している」などと即断しがちな，極めて単純にみえる「だまされて入所させられる高齢者」のケースに，実は倫理的に考えなければならない問題点がこれほどたくさんあることに驚かれるのではないかと思う.

- M さんに，施設入所に関して自己決定する意思決定能力はあるのか？（p25 を参照）
- 施設入所についての説明（インフォームドコンセント）は適切か？（p26 を参照）
- 本人の願望「自宅に居たい」と，家族の願望「施設に入所させたい」のうち，どちらに優先すべき倫理的価値があるのか？（p27 を参照）
- 入所時や介護時の嘘やごまかしは許されるのか？（p28 を参照）
- 希少な人的医療資源であるケアスタッフの公正な配分とは何か？（p29 を参照）
- 薬剤によって認知症の人の行動を制限することは倫理的に許されるのか？（p30 を参照）
- 帰宅願望や離設の行動は病的（認知症による BPSD 周辺症状）か？（p30 を参照）

3 　Case-1 へのコメント

1 　A さんに，施設入所に関して自己決定する意思決定能力はあるのか？

(1) 自律尊重原則が保障する自己決定の権利

　倫理には自律尊重原則があり，意思決定能力のある個人には自己決定の権利が保障されている．A さんは施設見学時に「いまはまだ入所はしたくないけれど，でも，将来はお願いします」とハッキリ受け答えをしているが，A さんには医療やケアについて自分で判断する能力である意思決定能力があったかどうかが，まず問題になる.

(2) 認知症の人の意思決定能力

　認知症だからといって，すべての人が自己決定不可能とはいえない．軽度認知症の人には決められることがたくさんあるし，中等度認知症であったとしても課題によっては決めることができる.

　実際，認知症の人の意思決定能力の評価については，そう簡単に「あるか，ないか」を決めることはできない(Not an all or nothing matter !)．同意 consent できる能力から，賛意

25

assent を示せる能力，さらに認知症が進展して同意不可の状態へは漸減的（緩徐）に移行する
ものであり，意思決定能力評価のゴールドスタンダードは存在しない．

　さらに，意思決定能力は"特定の課題ごと""経時的に""選択の結果の重大性"に応じて
変わる．したがって，意思決定能力を固定的に考えてはいけないし，残存能力を最大限に引
き出す努力を惜しまないことが必要である．意思決定能力が不十分であったりボーダーラ
インであったりする場合でも，できるだけ本人が自己決定できるように，あるいは自己の
願望・意思・好みや選好を表出できるように，共感をもって支援すること(shared decision
making)が重要である．

（3）Aさんの意思決定能力

　このケースにおいては，「いまはまだ入所はしたくないけれど，でも，将来はお願いします」
とハッキリ言っていたAさんに，施設入所について自分で決める意思決定能力があるのかど
うかについて，それまでの本人の生活の場面での言動や，意思決定能力評価のツールを用いて，
関係者間で話し合ってみる必要がある．

2 施設入所についての説明（インフォームドコンセント）は適切か？

（1）自律尊重原則が保障するインフォームドコンセント

　本人の"知る権利"と"選択する権利"からなるインフォームドコンセントは，医療やケ
アを提供するときにたいへん重要な概念であり，Aさんに施設入所についての情報を適切に
提供することが，まずその第一歩である．インフォームドコンセントは，倫理原則である自
律尊重原則により保障されている．また，多くの判例の積み重ねにより，法的にもインフォー
ムドコンセントの法理として確立している．

（2）インフォームドコンセントの構成要素

　インフォームドコンセントは，5つの構成要素〈情報の開示〉〈理解〉〈自発性〉〈意思決定能力〉
〈同意〉からなる．適切に情報を提供された本人が，それを理解し，自発的に（意思決定能力を
もった本人が）同意をすることである．すなわち，インフォームドコンセントとは，ただ単に
書類にサインをするためのものではない．インフォームドコンセントとは，患者と話し合い
をするプロセスそのものであり，その結果，患者から同意を得るプロセスなのである．

（3）Aさんへのインフォームドコンセント

　このケースにおいては，Aさんに対して，施設入所に関する適切な情報が提供されていな
かったし，自発性もないため，適切なインフォームドコンセントがなされたとはいえないだ
ろう．また，現在のAさんの自宅での生活ぶりやその満足感なども十分考慮して，施設入所
に関する情報を提供することが望ましい．

3 本人の願望「自宅に居たい」と，家族の願望「施設に入所させたい」のうち，どちらに優先すべき倫理的価値があるのか？

(1) 倫理的価値の対立

本人の願望「自宅に居たい」と，家族の願望「Aさんを施設に入所させたい」のどちらを優先すべきか，という倫理的価値の対立の問題になる．本人の願望「自宅に居たい」は自律尊重原則にかかわり，家族の願望「施設でよいケアを受けて，安心して暮らしてほしい」は善行原則にかかわるので，これは，"自律尊重原則"と"善行原則"という倫理原則の対立と言いかえることもできる(図2-2)．

倫理4原則の優先順位はケースごと異なり，このケースのように倫理4原則同士が対立することもあるため，それぞれのケースごと，各人の考え方やさまざまな周囲の事情を熟慮することが大切である．

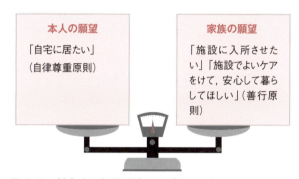

図2-2　対立する価値（倫理的ジレンマ）

(2) QOLとQOLsの対立

上記の倫理的価値の対立は，QOL(quality of life＝本人のQOL)とQOLs(quality of lives＝家族の人びとのQOL)の対立ととらえることもできる．本人の望むよいQOLは，自宅に居ることによって達成できるが，家族の人びとにとってのよいQOLsは，Aさんが施設に入所することによって達成される．

時に，「施設でよいケアを受けて，安心して暮らしてほしい」という家族の願望には，「自分たちは世話をしたくないから……　多忙なので，施設に預けたい」という家族の都合が隠れていることもある．

(3) 周囲の関係者のQOLs

認知症ケアにおけるQOLは，互いにかかわり，助け合いながら生きている周囲の人びとのQOLsを考え，それらのバランスをとることが，倫理的に適切である．したがって，家族の都合についても，その理由に皆が納得するのであれば，十分に考慮に値する．このケースにおいては，Aさん本人の生活の視点や感情に配慮しながら，地域包括ケアにかかわる多職種で，さらに話し合うことが望まれる．

4 入所時や介護時の嘘やごまかしは許されるのか？

（1）嘘をついてはならない ⇔ 嘘も方便

　私たちは，直観的に「嘘をつくことはいけないことだ」と感じている．実際，嘘をついて入所させられた認知症の人びとを見て，可哀想だと感じたり，罪悪感にさいなまれたりして，悩んでいるケアスタッフもいる．しかし，「嘘も方便」という言葉もあり，どちらが正当なのか悩んでしまう．「嘘をつくことはいけないことだ」と「嘘も方便」ということの倫理的意味の違いは，倫理理論である"義務論"と"功利主義理論"との対立としてとらえることができる．

（2）義務論 ⇔ 功利主義（結果尊重主義）

　入所時や介護時に，うそやごまかしをすることは許されるのかという問題は，「嘘をついてはならない」「だましてはならない」という倫理理論である"義務論"と，「嘘やごまかしによって，よりよい結果が得られるのであれば，その嘘は正当化される」という倫理理論である"功利主義(結果尊重主義)"の対立といえる(図2-3)．

　義務論 deontology は，他の人びとに対する，私たちの基本的義務，たとえば「○△□すべき」とか「○△□すべきでない」を守るべきだというものである．このケースにおいては「嘘をついてはならない」「だましてはならない」ということである．

　それに対して，功利主義 utilitarianism は結果尊重主義ともいわれ，行為の結果にもとづいて，その行為を倫理的に正当化するものである．このケースでは，「嘘やごまかしによって，よりよい結果が得られるのであれば，その嘘は正当化される」ということになる．すなわち，「嘘も方便」や「結果よければすべてよし」を正当化する理論である．

　しかし，「何がよい結果なのか？」ということがつねに問題になってくる．それぞれのケースごと，病気の状態，本人の願望，家族の意向，周囲の状況などを考慮して，バランスのとれた倫理的判断(実践知)をする必要がある．

　では，義務論と功利主義理論のどちらの倫理理論を採用すればよいのだろうか．実際には，ケースの個性に応じて判断をすることになるが，高齢者ケアにおいては，まず義務論を意識し，その後，ケースの個性に応じて，義務論を採用するのか，あるいは功利主義を採用するのか考えるとよいだろう．自分の直観で良し悪しを判断するのではなくて，本人のために，どちらの理論がより重要なのかを，共感をもって考える姿勢が大切である．

（3）人としての価値を貶める行為

　倫理的に配慮されたケアであるパーソンセンタードケアには，義務論に反する行為が"人としての価値をおとしめる行為(personal detraction；PD)"として記載されている．

　嘘をつくこと・ごまかすことは，17個の"人としての価値をおとしめる行為"のうち，ごまかし・権限を与えない・偏見をもつ・訴えを退ける・無視・無理強いなどに該当する．これらの行為は，本人の尊厳に反する行為であるため，可能であれば嘘をつかずに「ホームに居ることが自身も家族も安心できることだ」と繰り返し説明し，本人の思いを聞くことが重要である．

図 2-3　義務論と功利主義理論の対立

5　希少な人的医療資源であるケアスタッフの公正な配分とは何か？

(1) 医療資源の公正配分
　スタッフは「嘘をつかずにじっくり話を聞いて，共感のある態度で接すればよかった」ことはわかっているが，現実には人手不足のため，Aさんに寄り添って話を聞いてあげることができなかったことを後悔していた．ここには，「人手不足の際に，特定の人だけに濃厚なケアを提供することは倫理的に公正といえるのか？」といった"希少な人的医療資源の公正配分の問題"が生じてくる．

(2) 倫理原則の対立
　ここでは，「他の多くの入所者を公平にケアすることはよいことである」という倫理的価値と，「Aさんの個別性に配慮し，本人の思いをよく聴く1対1のケアはよいことである」という倫理的価値が対立している．それは"公正原則"と"善行原則"が対立しているといいかえることもできる．

(3) 徳の倫理
　また，Aさんのことを慮って後悔しているケアスタッフの心のやさしさやよい性格は"徳の倫理"の問題にかかわっている．"徳の倫理"とは，よい倫理的な判断をするためには，高潔な方法で行動したくなるような性格（美徳・有徳な性格）をもつことが大切であるという考え方である．これは立場の弱い高齢者や認知症の人びとに共感を示すために，ケアスタッフにとってたいへん重要な資質である．

第2章 ● 日常ケアの介護倫理

6 薬剤によって認知症の人の行動を制限することは倫理的に許されるのか？

（1）行動コントロールの倫理

　ゆとりのない勤務状況のために，Aさんの不穏に対して，医師より処方された安定剤で対処してしまったが，このような薬剤や物理的拘束によって認知症の人の行動を制限することは倫理的に許されるのかという"行動コントロールの倫理"の問題についても考えなければならない．

（2）倫理原則の対立　自律尊重原則 ⇔ 善行原則

　薬物使用に関しては「本人の意に反する薬剤での行動コントロールをされないことはよいことである」という倫理的価値と，「薬剤で行動コントロールをして転倒などの危険を減らすことはよいことである」という倫理的価値が対立し，倫理的ジレンマが生じている．これは"自律尊重原則"と"善行原則"が対立しているといいかえることもできる．

（3）薬剤による行動コントロール

「行動を落ち着かせるために向精神薬を過剰に服用させる」ことは身体拘束禁止の対象となる具体的行為として，身体拘束ゼロへの手引きにもあげられている．したがって，薬剤を使用する前に，「適切な尊厳に配慮したケアが実施されているか」「その人に合った環境が整備されているか」「薬剤使用の目的は本人のQOLの改善か，それとも家族のQOLか，介護職のQOLなのか」「薬物が残存認知機能をさらに悪化させていないか」「薬物使用の目的となる徴候は明確にされているか」などについて熟慮する必要がある．

7 帰宅願望や離設の行動は病的（認知症によるBPSD周辺症状）か？

（1）翻訳の倫理

　私たちは，認知症の人が「家に帰りたい」と繰り返し言ったり，歩き回ったりすると，すぐに「これは認知症による困った行動障害だ」と考えてしまいがちである．しかし，認知症の人の言葉や行動を，私たちは自分の価値観というフィルターを通して翻訳し，解釈しているにすぎないという"翻訳の倫理"の問題についても考えなければならない．

　"翻訳の倫理"とは，認知症の人の行動や経験を，周囲の人びとが「自分の価値観で翻訳し，解釈している」「自分のフィルターを通じてみている」「自分自身の辞書を用いて翻訳している」ことに自覚的・内省的になり，本人の思いに真摯に耳を傾け，本人の視点に立って考える必要があることを意味する．

（2）認知症に対する偏見・蔑視をなくす　"抜け殻仮説"からの脱却

「Aさんが"家に帰りたいと繰り返し言ったり，歩き回ったりしたこと"」は，病的（認知症によるBPSD）か？」「もしかしたら正常範囲内の"家に帰りたい""退院したい"という願望ではないのか？」「誰でも，自分の意に反して家から連れ出され，施設に連れて来られたなら"帰りたい"と思うのではないのか？」「まして，それが自分にとって知らない場所であったのなら，不安に思うのではないのか？」など，私たちは，「なぜ，このように行動するのだろうか？」

「なぜ，このように考えるのだろうか？」と，本人の視点に立って考えることが必要である．

　実際，認知症の人は，脳神経細胞の病理学的変性により人格が変化し，ついには崩壊してしまい，抜け殻(non-person)になってしまうという“抜け殻仮説”や，認知症の人に人格はないという“パーソン論”にもとづく偏見・蔑視があると，認知症の人の言動を適切に翻訳することができなくなってしまう．

（3）認知症の人の状態は，ケアの状態を反映する鏡である（Tom Kitwood）

　Tom Kitwood が述べていたように，認知症の人の状態は，ケアの状態を反映する鏡である．認知症の人が行動障害を起こしている場合には，提供されているケアの質について振り返ってみることが必要である．すなわち，〈認知症の人 - 介護者〉の関係性，相互作用の質が，ケアの質 quality of care にかかわってくる．

　介護者に偏見や蔑視があり，認知症の人の行動や経験を適切に翻訳できなかった場合には，「訴えを退ける」「レッテルを貼る」「偏見をもつ」「嘲る」「無視する」「非難する」などの“人としての価値をおとしめる行為”になってしまう可能性がある．また，反対に，適切に翻訳できた場合には，「受容する」「身体的・心理的に包みこむ」などのよい出来事につながり，それは介護者に必要な資質(徳)でもある．したがって，「スタッフや一般人の視点ではなく，本人の視点に立つこと」「行動障害は，感情の表現であるとみなすこと」「行動障害を，何かを伝えたいという表れであるとみなすこと」が重要である．

ethics 2

「私は 120 歳まで生きたいわ」

自己決定と意思決定能力

- 「認知症患者さんの数が増えています．認知症になると，残念ながら自分のことを自分で決める能力（＝意思決定能力）が低下してきてしまいます」

- 「認知症があると，『自分では判断できないだろう』と家族が何でも決めてしまうことがよくありますね」

- 「しかし，そのような先入観をもって本人の意向を尊重しないことは，自己決定権の侵害になります」

- 「本人の意思決定能力を適切に判定して，意思決定能力があれば自己決定を尊重する必要があります．もし意思決定能力が不十分な場合には，代わりの人が代理判断をすることになりますが，意思決定の支援 shared decision making が重要です」

- 「高齢者の尊厳に配慮するために，適切に意思決定能力を判定する方法や，代理判断の手順などについて学んでいくことにしましょう」

• Key Point •

① 高齢者であっても，自分の受ける医療やケアについて自分自身で決定する権利（自己決定権）は大切である．自己決定権は倫理原則（自律尊重原則）により保障される

② 自己決定をするには意思決定能力が必要である

③ 自己決定をする能力は，
　　a）医療行為に関する判断能力
　　b）生活・療養看護・財産管理に関する判断能力　　で異なる

④ 認知症高齢者の意思決定能力はどのように判定するのか？

⑤ 意思決定能力が不十分，ボーダーラインの場合は，意思決定の支援 shared decision making をする

⑥ 意思決定能力がないと判断された場合は，代理判断者による"代理判断"をする

⑦ 代理判断の手順は,
　1）事前指示の尊重，2）代行判断，3）最善の利益判断，の順に行う

⑧ 誰が代理判断者となるのが適切か？

・ Key Word ・

自己決定・インフォームドコンセント・意思決定能力・事理弁識能力・代理判断・事前指示
（advance directive）・リビングウィル・DPA（持続的代理決定委任状）・代行判断・最善
の利益判断

Case-2 「私は120歳まで生きたいわ」

　84歳のBさんは，2回の脳梗塞発作のため左片麻痺があり，介助歩行はかろうじて可能だが，着替えや入浴に介助を要し，お嫁さんの介護疲れが顕著になったため，家族みなが相談して介護保険施設への入所が決まった．Bさんは「本当は私だって家にいたいよ．でも，みんなにあまり迷惑をかけるわけにもいかないからね」と考えている．入所後1年が経過し，ここ3カ月あまりはベッドで横になっていることが多い状態である．また，尿失禁があり認知症も合併している．ここ数日，何となく元気がなく，食欲もない．介護職Xさんが具合をたずねると，「大丈夫だよ．ちょっと風邪をひいて食欲がないだけだよ．私は120歳まで生きるんだよ．そのためにはどんな治療だって受けるよ．いままでだって苦しい治療に耐えてきたんだからね」と話すのだった．

　しかし，介護施設の担当医は，家族からの「もう歳に不足もないので積極的な治療は望まない」という意見を受けて，末梢からの点滴の指示のみを出した．看護師Yさんが点滴を入れていると，「ちゃんとした治療をするなら，病院へ行かなければならないんでしょ．先生に話してよ」とBさんは言うのだった．次の朝，看護師Zさんが，Bさんがベッドのなかで冷たくなっているのに気がついた．Bさんの突然の死亡を受けて，臨時の施設内カンファレンスが開かれた．家族は「母は皆さまのおかげで天寿を全うできました．歳に不足もありません．穏やかに死ねて母も幸せだったと思います」と挨拶に来たが，職員のなかでは意見が分かれた．

Xさん　「120歳まで生きたいなんて冗談だと思っていました．Bさんは認知症もあったし……　でも，Bさんはこのような自然なかたちの死を迎えることができて幸せだったと思うわ」

Yさん　「Bさんは，認知症があったことは確かだけど，判断能力はあったんじゃないかしら．そうだとしたら，治療を受けたいというのは本気だったかも」

Zさん　「認知症とか判断能力の有無の問題以前に，治る病気かどうか，医学的にちゃんと診断されるべきだったと思うわ」

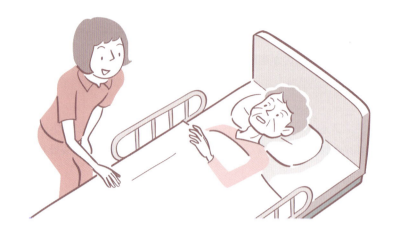

1 倫理的問題点に気づく

このケースを考えるために，分析的アプローチを用いて論点のリストを作成し，倫理的問題点(ジレンマ)を明らかにしていく．

- (施設入所について)Bさんは自分自身で判断・決定する能力があったのか？(p41を参照)
- (今後の治療方針決定について) Bさんは自分自身で判断・決定する能力があったのか？(p41を参照)
- もし意思決定能力がないとしたら，誰が代理判断者として今後の治療方針を決めるのが適切か？(p42を参照)
- そもそも，このケースにおいて医学的事実判断は十分か？(p42を参照)
- もし治療の無益性が十分に検討されていなかったとしたら，それはどのような理由によるのか？(p42を参照)

2 介護倫理の基礎知識

1. 自己決定

認知症の進行に伴って，残念ながら認知機能および判断能力は低下してくる．しかし，認知症があるだけで，「自分では判断できないだろう」と先入観や偏見をもって，本人の意思を無視して家族が何でも決めてしまうのは自己決定権に配慮していないことになる．なぜなら，認知症高齢者の意思決定能力は病期で異なり，すべて自己決定が不可能というわけではないからである．

医療やケアに関する"自己決定"の最大限の尊重とその限界について，そして，それに伴う適切な"代理判断"の仕組みについて考えることは倫理的に重要である．

(1) "自己決定"は倫理原則（自律尊重原則）によって保障されている

倫理原則には，
- ①自律尊重原則 autonomy
- ②善行（恩恵）原則 beneficence
- ③無危害（侵害回避）原則 non-maleficence
- ④公正（正義）原則 justice

があるが，そのなかで，自律尊重原則はとりわけ重要であるといわれている．しかし，認知症の人に意思決定能力がない場合は，自律尊重原則（自己決定の尊重）の例外として，善行原則（患者の最善の利益の考慮）を判断の拠りどころとせざるをえない場合も出てくる．

(2) 自己決定は "医療行為に関する判断" と "生活・療養看護・財産管理に関する判断" とに分けて考える

[医療行為に関する判断能力]

この能力を意思決定能力 competence という．自分自身が受ける医療やケアについて説明を受けたうえで，自ら判断を下すことができる能力を指す．したがって，必ずしも "法律的な無能力" とは一致しない可能性がある．たとえば，医療について判断が可能な人が生活・金銭の管理ができないことがありうるし，また，逆のこともありうる．

[生活・療養看護・財産管理に関する判断能力]

介護保険契約や診療契約などを結ぶ能力を事理弁識能力という．低下している場合には，診療契約や介護保険契約の締結，その報酬の支払いなどを成年後見人(p57を参照)が代わって行うことができる[*1]．

> **COLUMN　"自律尊重原則"は判例や歴史的事件を背景に確立された**
>
> シュレンドルフ事件(1914年)
>
> 　患者自身が拒否していた手術が，本人の同意なく行われ，その結果，足の指に壊疽が生じ切断に至った事例である．判決は，医師の行為を単なる過失ではなく侵害であるとし，「すべての健全な精神を有する成人は，自分自身の身体になされることに対して決定する権利を有する」と結論づけた[1]．
>
> コンロイ事件(1985年)
>
> 　その判決のなかで，「能者は自己の身体をコントロールする権利を有し，インフォームドコンセントの法理は，この権利を守るために発展した重要な手段である」と述べられている．
>
> 札幌ロボトミー事件
>
> 　第一審判決(1978年)において，「医師が患者の身体に対し手術を行う場合には，原則として患者自身の承諾を得ることを要する」と述べられている．

第2章 ● 日常ケアの介護倫理

（3）インフォームドコンセントとは何か？

インフォームドコンセントとは，医療・介護職は患者に適切な情報を提供し，患者がそれをもとに自己決定をし，提案された医療処置に同意をすることを意味する．患者本人の価値観や治療目標に応じた自己決定を尊重することを基本とする．すなわち，インフォームドコンセントとは「患者と話し合いをし，同意を得るプロセスそのもの」である．重要な点は，パターナリズムを排し，医療・介護提供者と患者が意思決定のプロセスを共有することである．また，実際の医療介護現場においては，本人が意思決定に参加することにより，自己管理の意識と意欲を向上させることに役立っている．

（4）インフォームドコンセントは5つの要素から成り立っている

インフォームドコンセントは，①情報の公開，②理解，③自発性，④意思決定能力，⑤同意の5つの要素から成り立っている．公開すべき情報は，

- 病名・病態
- これから実施しようとする医療の内容・目的・方法・必要性・有効性
- その医療に伴う危険性と発生頻度
- 代替医療とその危険性・発生頻度
- 医療を実施しなかった場合に考えられる結果

である．また，自発性については，強要や嘘，不当な影響下にないことが必要である．

2. 意思決定能力 ···

自己決定を行うためには意思決定能力が必要である．"医療に関する意思決定能力"とは，"自分が受ける医療について説明を受けたうえで，自ら判断できる能力"である．

1）認知症の進行度と医療ケアに関する意思決定能力

（1）意思決定能力は，"特定の課題ごと""経時的に""選択の結果の重大性に応じて"変化する

意思決定能力は程度の問題であり，その能力の有無を決める客観的合格ラインが存在するわけではない．また，"特定の課題ごと""経時的に""選択の結果の重大性に応じて"変化する．また実際，臨床の場面ではボーダーラインのケースも多いため，本人のperference選好に十分配慮することは重要である．

（2）認知症という理由だけで，「意思決定能力がない」と判断してはいけない

自己決定を尊重する臨床倫理の視点からは，高齢者の意思決定能力を固定的に判断することなく，個別に，慎重に，かつ経時的に判断することが求められる．軽度・中等度の認知症の人は，自己のケアや医療に関する要望を伝えることができ，また，自分に代わって代理判断をする人を指名することも可能であるとの報告もある[2〜4]．したがって，認知症の診断後，

できるだけ早期に事前指示(p38 を参照)作成についての話し合い(アドバンスケアプランニング, ACP, p137 を参照)を始めることが, 本人の自己決定権を尊重することになり, 望ましい.

2) 意思決定能力の評価基準

(1) Appelbaum らによる意思決定能力の構成要素[5]

医療同意ができる(＝意思決定能力がある)というためには, 以下の要素を満たす必要がある.

①**選択の表明 expression**　選択する能力とそれを相手に表明する能力. 選択を医師や家族に委ねる, というのも選択肢のひとつである

②**情報の理解 understanding**　疾患・予後・治療法の利点と危険性・代替治療について理解する能力

③**状況の認識 appreciation**　その治療法を選択した場合, それが自分にどのような結果をもたらすのかを認識する能力

④**論理的思考 reasoning**　決定が自分の価値観や治療目標と一致していること

⑤**選択した結果の合理性 reasonable**　決定内容が, 客観的にみて患者の最善の利益に一致し, 合理的であること

ただし, ⑤選択した結果の合理性が, 意思決定能力の構成要素であるべきかどうかについては, 意見が分かれている.

(2) 意思決定能力のエンハンスメント（強化）

意思決定能力は固定的なものではなく, 引き出すこと, エンハンスメント(強化)することができる場合がある. 病状の説明・治療の説明などにさらに十分な時間を費やし, 図やビデオなどのツールを用いることにより, 患者の理解度を高めることができ, 患者の不安を和らげることもできる.

また, 急性疾患や病気の一時的な急性増悪により, 意思決定能力が低下している場合には, それらの疾患を治療してから意思決定能力を再評価することが必要である.

COLUMN　　　**意思決定能力の評価基準の相対化**
（スライド尺度化 sliding scale）

もし, 客観的にみて, 本人の最善の利益にかなわない決定をし, 危険性の大きい選択肢を選ぶ患者には, より厳しい意思決定能力の評価基準を用いるべきであるという考え方である.

評価基準を場面に応じて臨機応変に変えることで, 患者のこうむる危険を減らすことができ, 善行原則にかなうが, 意思決定能力の評価そのものが非常に不安定なものになり, 医師の先入観が入り込みやすいという欠点もある.

3. 代理判断 「意思決定能力がない」と判断された場合

患者に〈意思決定能力〉があれば，当然自己決定が尊重される．しかし，意思決定能力が不十分で，自己決定が不可能と判断された場合には，

　①事前指示 advance directive の尊重
　②代行判断 substituted judgment
　③最善の利益判断 best interest judgment

の順に代理判断が実施される．事前指示が本人の意思を最も反映しており，最善の利益判断にいくほど，代理判断者の意思が入り込む余地が多くなる（図2-4）．

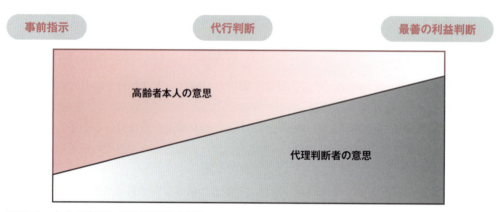

図2-4　本人の意思と代理判断者の意思

1）事前指示（advance directive；AD）

事前指示とは，「意思決定能力が正常な人が，将来，判断能力を失った場合に備えて，治療に関する指示（治療内容・代理判断者の指名など）を事前に与えておくこと」である．現在，日本では法制化されていないが，米国においては，アドバンス・ディレクティブの権利について，入院時に説明することを義務づけた患者自己決定権法 Patient Self-Determination Act[*2]が1991年に施行された．

また，事前指示書を作成するプロセスは，本人と家族・医療・介護従事者などとのコミュニケーションを促進し，信頼関係を深める契機となる．さらに，本人意思の尊重のための公正な手続きを担保することにもなる（コミュニケーションツールとしての事前指示）．

事前指示には口頭によるものと，書面によるものがある．

（1）口頭による事前指示

過去の会話などを根拠に，それを本人の口頭事前指示の内容であると推定する場合である．

（2）書面による事前指示

［リビングウィル（生前遺言，Living Will）］

万一，自分が末期状態になった場合，延命治療を中止・差し控えてほしいことを医師にあ

らかじめ指示する書面である．その人が生きているうちに効力を発するのでリビングウィルと
よばれている．リビングウィルは，作成時および実施時に署名が必要，すなわち意思決定能
力が必要であるから，最期まで意思決定能力があることの多いがん患者の場合には有効だが，
終末期に意思決定能力がない認知症の人の場合には自己決定の権利を尊重するのに十分では
ない．

[持続的代理決定委任状（durable power of attorney；DPA)]

そこで，医療に関する代理人を自分の意思で指名しておくことが重要となる．

DPA とは，医療に関する任意の代理判断者を指名し，自分が意思決定能力を喪失した場合，
および末期状態のとき，自分に代わって代理判断をしてもらう制度である．任意とは，「自分
自身の意思で」という意味である．

(3) 事前指示の問題点

事前指示は，本人の意思決定能力がなく自己決定できない場合において，本人の意思が最
も反映される方法といえるが，

- 病気・治療の内容について十分に想定・理解していない場合
- 現時点の意思ではなく，以前の意思であること
- 客観的にみて，現時点の患者の最善の利益に合致していない場合
- 第三者に都合のよいように解釈されることがある

など，その使用にあたって注意を要する場合もある．これらの欠点を補う方法として，繰り
返し話し合いをすることが重要である．

2) 代行判断 substituted judgment

明確で具体的な事前指示がない場合，代行判断を実施することになる．代行判断とは，「現
在意思決定能力がない患者が，もし当該状況において意思決定能力があるとしたら行ったで
あろう決定を代理判断者がすること」である．代理判断者は，患者自身の価値観・人生観を考
慮し，それと矛盾がない判断を，本人に代わってなすことになる．

3) 最善の利益判断 best interest judgment

事前指示もなく，また本人意思を推定した代行判断も行うことができない場合，「本人にとっ
て最もよいと思われる決定を代理判断者がすること」を最善の利益判断という．「その治療によ
る患者への利益が，本当に患者の負担を上回っているか？」を，医学的事実と患者自身の価値
観・人生観を考慮し，患者本人の立場で考えることが基本となる．実際，臨床現場においては，
この最善の利益判断が医療ケアチームなどの関係者を最も悩ませる．

最善の利益の判断にあたっては，家族・医師・看護師・介護担当者などの関係者が，互い
にコミュニケーションを深め，十分に話し合いをし，独断を避けることが重要である．

第2章 ● 日常ケアの介護倫理

4. 誰が代理判断者となるか

(1) 代理判断者によって，医療・ケアの内容が左右される

　医療やケアの内容は，代理判断者の価値観により左右される可能性があり，「誰が代理判断者になるのか？」はたいへん重要な問題である．代理判断者には，本人の価値観・人生観を知り，本人と信頼関係がある人が望ましい．

(2) 家族による患者意思の推定が許される場合

　事前指示もなく，本人意思の確認ができない場合，家族の意思だけで医療・ケアの方針を決定してよいのかという問題もある．とくに終末期の延命治療の判断については，いっそう困難である．一般的には，患者自身の意思表示がない場合，標準的治療が実施されるのが原則だといえる．しかし，事前指示がなければ「すべての延命措置を望んでいる」と推定するのも実際的ではなく，過剰医療になる場合もある．

　参考までに1995年の東海大学事件判決で，家族による患者意思の推定が許される場合が示されているので，その要約を示す．

家族による患者意思の推定が許される場合（東海大学事件判決, 1995 年）

①家族が，患者の性格・価値観・人生観等について十分に知り，その意思を的確に推定しうる立場にある

②家族が，患者の病状・治療内容・予後等について，十分な情報と正確な認識をもっていること

③家族の意思表示が，患者の立場に立ったうえで，真摯な考慮にもとづいたものであること

④医師が，患者または家族をよく認識し理解する立場にあること

---

(3) 代理判断者の役割は"コミュニケーションの中心"
──コミュニケーションを高めると，コンフリクトの適切な解決につながる

　家族が意思決定のひとつの単位として機能することは，倫理的にはとくに問題がないように思われるが，そのなかで意見の不一致があれば，優先順位を付けざるをえない状況が発生する．

　とくに，終末期医療ケアに関する代理判断者に期待される役割は"コミュニケーションの中心的役割"であり，関係者間の意見を調整することである．これにより代理判断者・家族・医師などの個別責任の重さが緩和されることになるし，独断を避けることもできる[6]．終末期医療についての意思決定は，すべての関係者の十分な対話と協働的プロセスであることが望ましい．

ethics **2** ● 「私は120歳まで生きたいわ」

3 Case-2 へのコメント

1 施設入所について ——Bさんは自分自身で判断・決定する能力があったのか？

同意判断能力は，
①医療行為に関する判断能力（＝意思決定能力）
②生活・療養看護・財産管理に関する判断能力（＝事理弁識能力）
の2つに分けて考えるとよい.

介護保険契約・施設入所契約・診療契約は法律行為であるため，本人の事理弁識能力が必要である. 本ケースの場合，施設入所時において，Bさんは適切に周囲の状況判断ができ，事理弁識能力はあったと思われる. しかし，「本当は私だって家にいたいよ. でも，みんなにあまり迷惑をかけるわけにもいかないからね」と考えているBさんの感情にもっと配慮した対応ができたのではないかと思われる.

また，2000年4月，介護保険法と同時に施行された任意後見契約に関する法律は，認知症などによる将来の判断能力（事理弁識能力）の減退に備えて，元気なうちに"事前に""自分の意思（任意）で"後見人および代理行為の内容を決定し契約をする任意後見制度について定めている（p58を参照）.

2 今後の治療方針決定について ——Bさんは自分自身で判断・決定する能力があったのか？

Bさんに意思決定能力があれば，自律尊重原則により，今後自分の受ける医療の方針について自己決定をすることが保障される.

（1）認知症があるからといって，必ずしも意思決定能力がないとはいえない

今後の治療について判断する能力があるかどうかを，Appelbaumの基準（p37を参照）に沿い，できるだけ本人の価値観を尊重するよう共感をもって判断しなければならない. 必要以上の自己決定の制限は，高齢者の尊厳に配慮しないことになる.

（2）精神機能検査は〈意思決定能力〉と相関しないこともある

さらに，MMSE[*3]などの見当識や記憶に関する精神機能検査は，必ずしも〈医療に関する患者の意思決定能力〉を直接評価できるものではない.

そもそも本ケースは情報の公開すらなされておらず，意思決定能力の判定も（認知症があるという先入観のためか？）なされていない. したがって，倫理的には自律尊重やインフォームドコンセントの"土俵"にすら上がっていない状況であるといえる. 適切な診断がなされ，それについての情報の提供があれば，Bさんは自分の受ける医療について自己決定できた可能性もある.

41

3 もし意思決定能力がないとしたら，誰が代理判断者として今後の治療方針を決めるのが適切か？

(1) 事前指示 ⇒ 代行判断 ⇒ 最善の利益判断

もし，Bさんの意思決定能力が適切に評価され，その結果，意思決定能力がないと評価されたら，

①事前指示
②代行判断
③最善の利益判断

の順で代理判断者による判断が行われる．ただし，事前指示が最も本人の意思を反映するため，なるべく本人の事前指示をとっておくことが重要である．この際，十分な繰り返す話し合いをすることにより，事前指示はコミュニケーションツールとなり，アドバンスケアプランニング（ACP）の実践に寄与する（p137を参照）．

(2) 誰が代理判断者になるのか？

一般的に日本では，代理判断者として家族が一番にあげられる．代理判断をする際に欧米では，"個人"を中心とした"個の自己決定"が重要視されるのに対して，日本では，家族などとの"関係性のなかでの自己決定"が重要視されている[7]．また，家族の治療やケアへの協力・配慮が，結果として患者本人の利益となると考えられている．

しかし，必ずしも家族が真に本人の意思や価値観を代弁できない場合もある．実際，Bさんの場合にも「歳に不足はない」など，本人のQOLを低く見積もっている可能性があり，家族による本人意思の推定は適切性を欠き，十分な根拠があるとはいえない．

4 そもそも，このケースにおいて医学的事実判断は十分か？

医学的診断が適切になされ，それが治療可能な疾患であり，本人に治療継続の意思があれば，医療はなされるべきであろう．また，医学的に治療の無益性が十分に確認され，本人も積極的治療を望まない場合には，「自然の経過にまかせる」のが正しいこともある．

そもそもこのケースの場合には，治療の無益性 futility の判断が適切になされていない．経過から治癒可能な疾患(たとえば，慢性硬膜下血腫)を合併していたことも考えられる．"正しい事実認識"と"適切な情報提供"がなされて，はじめて"適切な倫理的価値判断"がなされるのである．

5 もし治療の無益性が十分検討されていなかったとしたら，それはどのような理由によるのか？

認知症や身体的障害のために，他者が本人のQOLを低いと判断して治療の可能性を探らなかったのではないだろうか(実際，他人は，本人のQOLを低く見積もる傾向があることは多くの研究結果が示している)．また，認知症に対する偏見(dementism)に陥らないように注意が必要である．

QOL の適切な判断 ——本人が真に望んでいることを汲みとる

　Bさんは，なぜ120歳まで生きたいと考えているのか？　彼女の人生観・価値観をよく聞くことが大切である．「何を治療目標にするのか？」「どのようなQOLを望んでいるのか？」によって，今後の治療方針は異なってくる．本人の考えていることを，思いやりをもって傾聴することは，徳の倫理の観点からも大切なことである．QOLは，本人の価値観や関係者の意見を取り入れ，慎重に判断すべきである．

　また，家族が高齢者を施設に入所させたことが，「治療を期待していない」と読み違いされていないかなどについても再考の必要があるだろう．

注

＊1　医療行為についての成年後見人の同意・選択決定権については具体的な規定がなく，現時点では「成年後見人は医療に関する判断をすることができない」と解釈されているが，現実には，必要に迫られて代諾している成年後見人が2/3程度いる．

＊2　**患者自己決定権法 The Patient Self-Determination Act（1991）**　米国の連邦法である「患者自己決定権法」は，病院や介護施設などの医療機関に対して，①患者には医療を受ける権利と拒否する権利があること，②事前指示アドバンス・ディレクティブ（リビングウィルと，医療に関する任意の代理判断者を指名）の権利があること，を明示すべきことを定めている．また，各機関に対して，このような患者の権利を尊重するために，基本方針と実施方法について明確に定め，かつ事前指示書に関する教育プログラムを提供することを要請している

＊3　**MMSE（mini-mental state examination）**　認知症のスクリーニング検査である．言語性設問（たとえば「今日は何月何日ですか？」などの言語で答える設問）に加えて，紙を折る設問や，文章や図形を書く設問が11あり，23点以下（30点満点）を異常とする

文献

1）Schloendorff V（1914）：Society of New York Hospitals．211N.Y.125，105 N.E.92.

2）Brechling BG，Schneider CA（1993）：Preserving Autonomy in Early Stage Dementia．J Gerontol Soc Work，20（1/2）：17-33.

3）Fazel S，et al（1999）：Dementia，intelligence，and the competence to complete advance directives．Lancet，354（9172）：48.

4）Rempusheski VF，Hurley AC（2000）：Advance Directives and Dementia．J Gerontol Nurs，26（10）：27-34.

5）Grisso T，Appelbaum PS（1998）：Assessing Competence to Consent to Treatment．Oxford University Press.

6）箕岡真子（2007）：厚生労働省終末期医療に関するガイドライン（たたき台）についてのコメント．バイオエシックスを考える会.

7）木村利人（2000）：自分のいのちは自分で決める　生病老死のバイオエシックス＝生命倫理．集英社.

8）箕岡真子，稲葉一人（2006）：介護保険制度下における高齢者介護に関する倫理的問題と今後の課題．生命倫理，16（1）：122-129.

参考文献

• 資料集　生命倫理と法編集委員会編（2003）：資料集 生命倫理と法．太陽出版.

• 箕岡真子（2007）：バイオエシックスの視点よりみた認知症高齢者における自己決定と代理判断．「成年後見制度と医療行為」．新井　誠編，pp159-188，日本評論社.

• 箕岡真子，稲葉一人（2007）：介護と生命倫理（1）　なぜ介護に生命倫理（バイオエシックス）は必要か．総合ケア，17（1）：63-68.

• 箕岡真子（2006）：終末期アルツハイマー病患者における延命治療の中止・差し控えの問題を考える　倫理的・法的視点から．総合ケア，16（11）：84-91.

• NPO在宅ケアを支える診療所・市民全国ネットワーク：平成17年度　厚生労働省老人保健健康増進等事業による研究報告．認知症高齢者の在宅生活の継続を支える地域の医療支援システムに関する調査研究Ⅲ.

• Lo B（2005）：Resolving Ethical Dilemmas：A Guide for Clinicians．3ed，Lippincott Williams and Wilkins.

• 箕岡真子（2010）：認知症ケアの倫理．ワールドプランニング.

ethics 3

「縛らないでくれ！
わしは犬ではない！」

転倒と拘束：倫理4原則の衝突

- 「○○さんは，動き回って転んでばかりいます．最近2回も骨折したばかりだし……　危ないから抑制帯をつけると『縛らないでくれ！　わしは犬ではない！』って叫ぶんです」

- 「この施設は"最小限の拘束"を方針にしてるのよ．国も身体拘束ゼロ運動を推進してるし」

- 「でも，家族は『転ばないように縛ってくれ』と言うのです．今度，転んでまた骨折したら，訴えられてしまうかも……」

- 「確かに拘束がやむをえない場面もあるかもしれないけれど，もっと何かスタッフの配置とかを工夫できないかしら？　○○さんには"自由に動き回る権利"があるのだから」

• Key Point •

① 倫理4原則は，現場における倫理的ジレンマを解決するために役立つが，時に原則同士が衝突し，その優先順位はケースごとに異なる

② 尊厳は"人"に備わる絶対的な価値である

③ "自律"（自分のことを自分で決めること）を尊重し，"自立"（自分のできることを自分でする）を支援することが，高齢者の尊厳に配慮することになる

④ 一般に，身体拘束は尊厳に反する行為であり，もし拘束が必要な場合にも"最小限の拘束"を心がける必要がある

⑤ 代理判断者（家族）との十分なコミュニケーションをとり，拘束の必要性や弊害，および，その限界について理解を求める

⑥ 介護資源の公正配分とは，"介護上の必要性"と"それによってもたらされる恩恵の大きさと程度"に応じて，皆が納得する方法（手続き）で配分することである．

ethics **3** ● 「縛らないでくれ！　わしは犬ではない！」

・ **Key Word** ・

尊厳・自律と自立・倫理４原則の衝突・最小限の拘束・拘束の弊害・リスクアセスメントと
リスクマネジメント・資源配分の公正性・徳倫理

Case-3　「縛らないでくれ！　わしは犬ではない！」

　88歳のＣさんは，左大腿骨頸部骨折の入院治療の後，介護保険施設に入所した．骨折
は順調に回復したが，アルツハイマー病は悪化した（現在，FAST分類5）．Ｃさんは車椅
子から降りようとして再び転倒し，右手首の骨折を起こした．3カ月後，骨折も回復したが，
度重なる転倒のエピソードを繰り返した．

　家族は，さらなる転倒・落下による骨折を防止するために"拘束すること"を要望した．
しかし，Ｃさんは拘束されると興奮して騒ぎ，時にはスタッフを叩いたりつねったりした．
彼は大声で「ここから出してくれ！　縛らないでくれ！　わしは犬ではない！」と叫び，それ
に対して，家族は「お父さん，こうすれば二度と転ばないし，骨を折ることもないのですよ」
となだめた．

　この施設は"最小限の拘束"を方針としていたので，彼のケア担当者Ａ子さんは，本人
の望みどおりできるだけ拘束をせず，1日数回30分ずつ，1対1の見守りをつけて拘束を
外す試みをしようとした．しかし，家族は，再び拘束するときにもっと興奮して怒るので，
拘束が生活の一部になったほうがよいと考え反対した．スタッフのなかにも，家族が許容
しているのであれば，人員配置の問題もあり，拘束もやむをえないと考える者がいた．最
近は，Ｃさんも拘束されることに対して大人しくなり抵抗しなくなった．

1 倫理的問題点に気づく

- Cさんの要望である"拘束からの自由"と"転倒・骨折のリスクを減らすこと"は，どちらに重きが置かれるべきか？　また，拘束は，Cさんの尊厳にどのような影響を及ぼすのか？（p50を参照）
- 家族は，Cさんの代理判断者として適切か？（p50を参照）
- 施設側は"最小限の拘束"の方針を守るべきか？　あるいは，家族の意向に従うべきか？（p51を参照）
- "最小限の拘束"に伴う職員体制の問題をどのように考えるか？（p52を参照）
- 介護チーム内での意見の不一致をどのように考えるか？（p53を参照）

2 介護倫理の基礎知識

1．倫理4原則の衝突　対立する倫理的価値（善）

　実際の臨床や介護現場における出来事のなかには，"対立する価値"がある場合がしばしばある．このような対立する価値を倫理的ジレンマという．「どちらが正しく，どちらが間違っているのか？」，あるいは「どちらを優先すべきなのか？」は一概には決めることができず，倫理4原則の衝突が起こる．

[倫理的"気づき"と，倫理的価値の対立]

　倫理的感受性を高め，まず，そのケースのなかにある対立する倫理的価値を見つけ出す．

　たとえば，人工呼吸器をつければ，もう少し長く生きられる肺疾患の患者がいるとする．本人は，熟慮の末，人工呼吸器装着を断った．しかし，主治医は，もう少し長く生きられるのであれば装着すべきであると考えている．この場合には，「本人の自己決定を尊重することはよいことである」という"価値"と，「長く生きることはよいことである」という"価値"の対立がある．

　次に，対立する倫理的価値のうち，どれが優先されるべきか[*1]を検討する．倫理4原則をただ単に機械的に当てはめるのではなく，関係者間の適切なコミュニケーションにより本人の人生観・価値観を十分理解して，個々のケースに沿った解決方法が求められる．

2．尊　厳

　「尊厳は，人格に備わる絶対的な価値であり，尊厳をもつ者は，つねに目的として尊重される」とされている（p8を参照）．実際，介護の現場においても"尊厳"という言葉はたいへんしばしば使われている．たとえば，「ベッドに縛りつける行為は，人間の尊厳に反する」などである．

　ところが，説得性のある理由を告げずに，「君の行為は尊厳に反しているよ」と言われたらど

うだろう．"尊厳"という言葉は，人間に備わる否定することのできない絶対的な価値を表しているから，誰もその言葉に反論することができなくなってしまう．その行為の善悪について適切な評価・検討をしないで，"尊厳"という言葉をふりかざすことは，他の意見や批判を受け入れず，議論をストップさせてしまうことすらある(knock down argument)．

(1) 尊厳に配慮すること

介護の実践においては，"自律"(自分のことを自分で決めること)を尊重し，"自立"を支援することが尊厳に配慮することになる．すなわち，高齢者を一人の"人"として尊重し，本人の意見や価値観に耳を傾け，快適な生活が送れるように自立を支援することである．意思決定能力がなく，自分のことが自分でできない人でも同じで，その尊厳に配慮することがたいへん重要であることを忘れてはならない(図2-5)．

また，自立支援をするために，介護職が介護知識や介護技術の研鑽に努めることは，結果として高齢者の尊厳に配慮することにつながる．

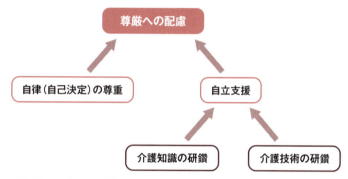

図2-5　尊厳への配慮

(2) 尊厳と身体拘束

原則として，拘束は尊厳に反する行為である場合が多く，どうしても必要であると適切に判断された場合にも，できるだけ"最小限の拘束"になるような配慮が必要である．「どうしても必要である」という判断をする場合にも，次の点に注意を払う必要がある．

拘束の必要性と限界についての専門知識と介護技術の研鑽

　拘束がやむをえない場合とはどのような状況であるか？　拘束が引き起こす弊害とはどのようなものであるか？　そして，拘束がつねに転倒を予防できるものでないことなどについての専門知識を習得し，また，転倒の危険を減らすために適切なリスクアセスメント・リスクマネジメントを実施できるよう介護技術の研鑽をする必要がある．

拘束についての適切な評価・検討

　そのケースにおいて転倒の原因分析が適切に評価され，対応策を十分検討しているか？　その対応策によって「どの程度の見守りをすれば転倒を防ぐことができるのか？」，あるいは「拘束をすることによって転倒の危険をどの程度減らすことができるのか？」を検討する．

拘束を使用しなければならない際に留意すること

　どうしても拘束を使用しなければならない例外3要件"切迫性""非代替性""一時性"（p49のCOLUMNを参照）が満たされた場合でも，ⅰ）その人の尊厳に対して配慮しているか，ⅱ）その人の自律（自己決定権）に対して配慮しているか，ⅲ）その人の幸福（well-being）に配慮しているか，ⅳ）その人の自立に配慮し，適切な支援をしているか，についてつねに留意する必要がある．

定期的な再評価 reassessment

　もし，拘束を実施している場合には，定期的に再評価することが大切である．再評価によって拘束が不要と判断されたのであれば，できるだけ早く拘束を外す必要がある．また，たとえ認知症を有する人であっても，本人の意見に必ず耳を傾け，不満に早急に対処する．このような拘束の使用についての定期的な再評価が"最小限の拘束"を可能にし，尊厳に配慮することになる．

3. 拘束の弊害

(1) 身体的弊害

　筋力の低下，関節の拘縮，食欲の低下，および脱水・褥瘡などがある．心肺機能の低下や感染症への抵抗力の低下は医療・投薬の増加につながる．これらの身体的弊害は結果としてQOL（生活の質）の低下を引き起こす．さらに，二次的な身体的障害として，「筋力低下→歩行能力の低下→さらなる転倒の危険の増加」，あるいは，「拘束→無理に外そう・逃れよう→転倒・打撲挫傷・挫創」などの障害を引き起こすことがあるし，抑制帯による圧迫や嘔吐物による窒息なども起こりうる．

(2) 精神的弊害

　高齢者本人にとって拘束は大きな精神的ストレスとなり，怒り・恐怖・不安・混乱などの心理的感情的害悪をもたらす．家族・職員にとっても，罪悪感・後悔などの感情的害悪の原因となる．さらに，介護専門職としての誇りの消失・意欲低下につながり，また，虐待行為に対して鈍感になるという困った事態を生じてしまう．

(3) 社会的弊害

介護施設に対する社会的不信感や偏見を生じ，高齢者の老年期に対する不安をあおってしまう．また，介護分野の学生の減少，就職希望者の減少にもつながる．

COLUMN　　　拘束にかかわる法律知識

憲法　憲法18条「何人も，いかなる奴隷的拘束を受けない」，憲法31条「何人も法律の定める手続によらなければ，その生命若しくは自由を奪われ，又はその他の刑罰を科せられない」とされ，人が不法に拘束されないことを宣言している

刑法220条　不当な拘束を行うことを禁じている

（判例）「①目的の正当性，②手段の相当性，③法益衡量，④法益侵害の相対的軽微性，⑤必要性・緊急性」が満たされた場合，拘束の違法性が阻却される[*2]

介護保険法88条　省令により，「指定介護老人福祉施設は，サービスの提供にあたっては，当該入所者又は他の入所者等の生命又は身体を保護するため緊急やむをえない場合を除き，身体的拘束その他入所者の行動を制限する行為を行ってはならない」とされている．身体的拘束が緊急やむをえない場合として，以下の3つの要件が示されている（厚生労働省「身体拘束ゼロへの手引き」）

- 切迫性：利用者本人又は他の利用者の生命又は身体が危険にさらされる可能性が著しく高いこと
- 非代替性：身体拘束その他の行動制限を行う以外に代替する介護方法がないこと
- 一時性：身体拘束その他の行動制限が一時的なものであること

身体拘束ゼロ作戦と現状　厚生労働省の「身体拘束ゼロへの手引き」を受けて，各都道府県の「身体拘束ゼロ作戦推進会議」が実施されている．しかし，全日本病院協会の調査研究によると，33.3％の介護老人福祉施設で身体拘束が行われていた．国は身体拘束ゼロを掲げて，介護保険施設の身体拘束を原則禁止しているが，実際は多くの施設で身体拘束が続いている現状がある

---

4. 資源配分の公正性

介護現場における慢性的なスタッフ不足のため，すべての高齢者に手厚くケアをしたいと考えても，平等にケアを提供できない場合がある．実際，手がかかる入所者に対しては，どうしても時間と人手が余計にかかってしまう．このように，資源が希少で限られている場合に"公正な資源配分"という問題が生じる．これは4番目の倫理原則"公正原則"にかかわっている．

[手続的公正性]

平等な資源配分に関する理論である．現実社会においては，どのような基準を採用しても

実質的には完全に平等とはならず，程度の差こそあれ不平等が生じる．したがって，資源の配分的公正性を実現するためには，せめてその手続きを公正にしなければならないというものである．

3 Case-3 へのコメント

1 Cさんの要望"拘束からの自由"と，"転倒・骨折のリスクを減らすこと"は，どちらに重きが置かれるべきか？　また，拘束がCさんの尊厳にどのような影響を及ぼすのか？

(1) 自律尊重原則と善行原則が衝突する

自律尊重原則「本人の意思に反して拘束されないことはよいことである」と，善行原則「転倒・骨折のリスクを減らすことはよいことである」という2つの"倫理的価値"が対立する(図2-6)．家族は，Cさんにとって何が一番よいことなのかは，認知症の本人より，家族のほうがよくわかっているというパターナリズム的(p10を参照)考え方をしている．

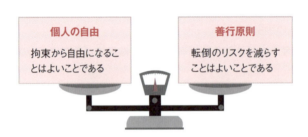

図2-6　対立する価値　その1

(2) 安易な拘束は"人間の尊厳"をおびやかす

十分な転倒の原因分析がなされず，安易に拘束がなされるのであれば，「まるで犬のようだ」と本人が言うように，人としての尊厳もおびやかされる．

(3) 拘束だけでなく，スタッフの言動が感情的害悪を引き起こしていないか？

「なぜCさんは，興奮したり騒いだりスタッフに暴力をふるったりするのか？」に関して，拘束が本人にもたらすストレスについてだけでなく，職員側の言動の問題点についても十分検討することは，実践的にも，倫理的意味からも大切である．

2 家族はCさんの代理判断者として適切か？

(1) 意思決定能力があれば自己決定，なければ代理判断者が決める（p38を参照）

Cさんの場合，アルツハイマー病FAST分類5であり，意思決定能力があるかどうかは微妙なところであり，慎重な判断が求められる．すなわち，日常生活・社会生活に関する決定に

関しては，医療ケアに関する決定以上に，認知症の人本人の感情，選好，快・不快に配慮する必要がある(厚生労働省ガイドライン参照)．代理判断者には，本人の価値観・人生観を理解している人がふさわしい．一般に，家族は代理判断者としてふさわしい場合が多いが，本ケースでは自分たちの価値観をCさんに押しつけているだけかもしれない．

(2) "拘束すること"の限界について，家族とコミュニケーションを深めると，コンフリクトの適切な解決につながる

介護スタッフは，家族とのコミュニケーションをさらに深める必要がある．拘束を最小限にする施設方針についての情報を提供し，理解を求め，拘束の限界や弊害について家族を教育することも必要である．

3 施設側は"最小限の拘束"の方針を守るべきか？　家族の意向に従うべきか？

ここには，さらに4組の"対立する価値"がある．

まず1番目は，「入所者の自立を支援することはよいことである」と「家族の要望に沿うことはよいことである」という2つの"価値"の対立(図2-7)である．

2番目は，「入所者の幸福が増すことはよいことである」と「家族の幸福を支援することはよいことである」という"価値"の対立(図2-8)である．「拘束されず縛られないで自由に歩き回ることによって，Cさんの幸せは増す」が，それに対して，「家族の幸せは，Cさんを拘束し，Cさんが転倒・骨折しないこと」によって達成される．

3番目は，「拘束を減らすことはよいことである」と「訴えを起こされないことはよいことである」という"価値"の対立(図2-9)である．実際，介護施設で骨折を起こし，施設側が家族から訴えられるケースも起こっている．

4番目は，「規則や方針に従うことはよいことである」と「家族と衝突を起こさないことはよいことである」という"価値"の対立(図2-10)である．施設の方針である"最小限の拘束"に従うことが，Cさんの家族と衝突することになってしまう．

(1) ポリシー（施設の方針）を明確にする

まず，入所者の権利・身体的拘束・薬物による抑制についての施設のポリシーを明確にする必要がある．認知症の諸症状の存在だけでは，拘束を正当化する理由にはならない．スタッフ全員が，一貫性のある知識にもとづいたケアの実践ができるような教育も必要である．

(2) 検討・評価（リスクアセスメント）

施設のポリシーを入所者個人に当てはめる作業である．「もし，入所者が転倒した場合の対処方法や手順は何か？」などを明確にしておく．

- 転倒原因のアセスメント　その個人の最近の転倒の危険の包括的評価をする．たとえば，転倒の頻度と周囲の状況・歩行バランスの状態・視力・投薬内容などである
- 介護技術上の対応策を検討する　行動パターンをつかみ，転倒事故を未然に防ぐために，予想される危険に合わせた介護技術上の対応策を検討し，事故を防止する環境づくりに

努める

- 今後の新たな問題解決のために（リスクマネジメント）　拘束の使用について定期的に再評価する．その際には，施設方針である"最小限の拘束"を念頭に置き，高齢者の視点に立って再評価する

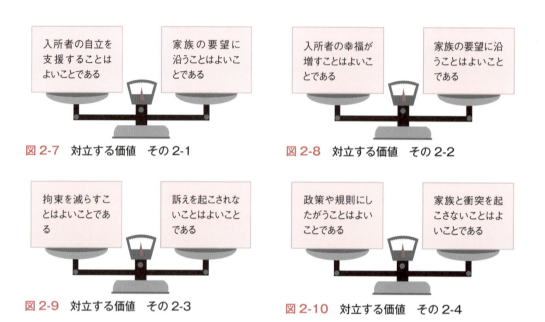

図2-7　対立する価値　その2-1

図2-8　対立する価値　その2-2

図2-9　対立する価値　その2-3

図2-10　対立する価値　その2-4

4　最小限の拘束に伴う職員体制の問題をどのように考えるか？

（1）善行原則と公正原則との衝突

　善行原則「個別性に配慮した1対1ケアはよいことである」と公正原則「多くの入所者を平等，公平に介護することはよいことである」という"価値"の対立（図2-11）である．1対1ケアはCさんに善を及ぼすが，他の入所者が平等にケアを受ける権利をおびやかす．

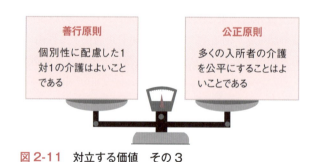

図2-11　対立する価値　その3

（2）資源配分の優先順位　介護上の必要性と少数者への配慮

　施設における人的資源が限られたものであるとき，功利主義的立場(最大多数の最大幸福)

を採用すれば，より多くの入所者にケアを提供することによって配分的正義にかなうことになるが，高度認知症の入所者などの少数弱者が快適な社会生活を送れるように配慮することは，義務論(p7を参照)的正義にかなうことになる．このように，資源配分における優先順位を決定することは単純な作業ではない．

したがって，"介護上の必要性"と"それによってもたらされる恩恵の大きさと程度"に応じて，資源を配分せざるをえないだろう．実際，身体拘束を最小限にするためには，一定レベル以上の介護技術をもったケアスタッフが，一定数以上必要になる．そして，人的資源の配分の公正性・平等性を確保するためには，介護チーム内や家族(意思決定能力があれば本人も)など，皆が納得できる根拠と手順が示される手続き的公正性が求められる．

5　介護チーム内での意見の不一致をどのように考えるか？

(1) チーム内における意見の不一致

「介護提供者全員が合意していることはよいことである」と「介護チームの各個人の意見を尊重することはよいことである」という"価値"の対立(図2-12)である．このケースにおいては，職員全員が1対1ケアに賛成しているわけではなく，拘束することもやむをえないという意見もある．

(2) 人的資源の不足と"徳倫理"

施設運営における効率や資源配分の問題を重視する立場と，「1対1の見守りをつけて，拘束を外す試みを提案する」という介護者の徳倫理を重視する立場との対立でもある．

介護には，徳倫理の実践が重要であるという意見が多くある[*3]．時間と労力がかかる「その人の個別性に配慮したケア＝パーソンセンタードケア」や，「私は高齢者の代弁者にならなくてはいけないのです」という共感を伴った"徳"のひとつである善意(善行 beneficence に対して，benevolence とよばれる)は，介護における徳倫理の実践である．

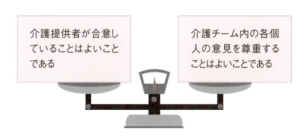

図2-12　対立する価値　その4

(3) よりよいチームケアを実践するために

よりよいチームケアを実践するためには，開かれた非断定的な方法でスタッフの考えに耳を傾けることが大切である．チーム内のコンセンサスを形成するための"自律および自立促進ケア"や介護技術の改善についての教育は，単に介護技術上の問題だけでなく，高齢者の尊厳の保持に役立つという倫理的意味を含んでいる．

第2章 ● 日常ケアの介護倫理

注

*1 原則が対立する事例に対処するために，ビーチャムは①特定化（specification；ある状況に特定して優先順位を決める），②比較考量（balancing；当該状況における優先順位を比較する）を，ヴィーチは①単一原則採用，②優先順位（ranking），③優先順位と比較考量を提唱している

*2 平成16年9月17日，在宅及び養護学校における日常的な医療の医学的・法律学的整理に関する研究会作成

*3 「研究倫理に基礎をおいた倫理4原則が，必ずしも"介護倫理原則"として相応しくないのではないか」という視点で，介護従事者を対象に，筆者が以前実施したアンケート調査「介護における倫理原則は何ですか？」では，圧倒的多数の徳 virtue に関する回答が示された（例：配慮，気づかい，謙虚さ，誠実，思いやり，優しさ，愛，その人らしさの尊重，敬い，良心，共生，代弁，慈しみ，寛容，受容，共感など）．介護の実践における"徳"の必要性を如実に表したものであるといえる

文献

- 身体拘束ゼロ作戦推進会議マニュアル分科会（2000）：身体拘束ゼロへの手引き．
- 箕岡真子，稲葉一人（2007）：介護と生命倫理（4）転倒・拘束の事例　バイオエシックスの4原則の衝突．総合ケア，17（4）：63-68.
- 吉岡　充（2007）：高齢者虐待防止と身体拘束廃止の実現に向けて．総合ケア，17（12）：30-33.
- Powers BA（2003）：Nursing Home Ethics：Everyday Issues Affecting Residents with Dementia. Springer.
- 赤林　朗編（2005）：入門医療倫理 I．勁草書房．
- 箕岡真子（2010）：認知症ケアの倫理．ワールドプランニング．
- 箕岡真子，稲葉一人（2011）：わかりやすい倫理．ワールドプランニング．

ethics 4

「どうか，もうひと口だけでも 食べてください！」

食事・内服の拒否

- 「最近，○○さんは，食事を食べてくれなかったり，薬を飲んでくれなかったりするので困っています」

- 「そのような"介護への抵抗"は，アルツハイマー病の周辺症状のひとつかもしれないわ」

- 「強引に食事や内服を強要したほうがよいのか，あるいは本人の意思を尊重したほうがよいのか……」

- 「本人が嫌がっているのに食事を強要すると，虐待になってしまうこともあるわ」

- 「でも，家族は『無理やりにでも食べさせてくれ』と言うのです」

- 「家族は，いろいろな事情があって，○○さんを施設に入所させなければならなかったという精神的負い目をもっているのではないのかしら？ ご家族を支援することも解決の糸口になるかも……」

• Key Point •

① 倫理原則"自律尊重原則"（＝何かをすることを強要されない）と，"善行原則"（＝栄養状態を改善し，死を予防する）が衝突する

② 介護スタッフによる虐待を防止するために，「入所者の自己決定の権利を尊重する」と同時に「入所者の拒否する権利をも尊重する」ことが大切である

③ 食事を強要することも，また，食べさせないままにしておくこと（＝介護放棄）も"虐待"にあたることがある

④ 本人に意思決定能力がない場合でも，"快・不快"などの感情に配慮し，適切なタイミングをはかる

⑤ 家族の感情的ストレスに配慮して，対話を深め，支援する

⑥ よいケアを提供するためには，適正な労働管理・労働環境整備が必要である

第2章 ● 日常ケアの介護倫理

• Key Word •

食事 / 服薬拒否・認知症の周辺症状・倫理原則の衝突（自律尊重原則⇔善行原則）・否定権・
意思決定能力と残存能力・虐待（強要と介護放棄）・快 / 不快感情

Case-4 「どうか，もうひと口だけでも食べてください！」

　94歳のDさんは，7年前に夫と死別し，以後6年間娘夫婦と同居していたが，アルツ
ハイマー型認知症に伴う妄想などのBPSD(精神科医による内服治療を要す)が悪化して在
宅での介護が困難となり，1年前に介護施設に入所した．介護施設入所契約に際して，娘
はDさんの法定後見"保佐"の手続きをした．

　Dさんには内服治療を要する不整脈があり，また，軽度の嚥下障害のため食事介助を要
した．Dさんは，食事の際に食べ物を口に運ぼうとすると介護者を押しのけ，また，薬を
飲ませようとすると歯をくいしばり，つばを吐き，入浴・着替え・移動・洗面の介助の際には，
叩いたり，つねったり，引っ掻いたり，唾を吐いたり，噛みつこうとした．さらに，スタッ
フに対して悪口雑言を浴びせ，「あっちへ行け，ひとりにしてくれ」と言った．

　娘は熱心に母親の介護をしていた．彼女はほとんど毎晩，母親の食事介助をするために
訪問し，しばしば母親の好物を持参した．Dさんは娘を叩くことはなかったが，抵抗を示
した．母親が食べ物を退けようとすると，娘はそれを制止した．母親が歯をくいしばると，
娘は母親が口を開けるまで鼻をつまんだ．母親が飲み込むのを拒絶すると，娘は母親の喉
をさすり，飲み込むまで何度でも「飲み込んで」と大声で強要した．娘の努力は比較的成功
していたので，娘が不在のとき，介護スタッフが自分のやるようにできないということが
理解できなかった．娘はさらにいろいろな面で母親の介護を支え，よくスタッフとも話をし，
スタッフに感謝していたが，それでもなお不満が残っていた．すなわち，スタッフはよくやっ
ているがそれは十分ではないこと，施設は彼女の母親のためにできることのすべてをやっ
ているわけではないということであった．そこでケアチームは，Dさんがしばしば食事や内
服を拒否することについて，娘や婿と話し合いをもった．

　娘　「あるスタッフは，物語を聞かせたり，歌を歌ったりして楽しませながら，母親をな
　　だめすかして食べさせようとしてくれます．でも，母には『お願いだからもうひと口
　　食べて』と頼むだけではダメなんです．判断能力のない人間が，自分がこれから何
　　をするとかしないとか指示することができると思います？　母には食事する権利や
　　投薬を受ける権利があります．施設は母の権利を遂行する義務があるわ」

　これに対して，施設のソーシャルワーカーは，入所者の権利を尊重する施設の方針を説
明し，それと同時に入所者の拒否する権利をも尊重することを説明した．

1 倫理的問題点に気づく

- このケースにおける対立する価値には，どのようなものがあるのか？（p59 を参照）
- Dさんの食事・内服拒否は単なる身体的理由からなのか？ あるいは，拒否することによって，何か伝えたいこと・訴えたいことがあるのか？（p59 を参照）
- Dさんには意思決定能力があるか？ 認知症である入所者は，意思決定能力が欠如しているゆえに拒絶をする権利はなく，施設はケアや治療を施す義務があるか？（p60 を参照）
- 娘はDさんの代理判断者として適切か？ 家族の要望をケアプランに組み入れるべきか？ また，施設は，家族のケアに対する不満にどのように対処すべきか？（p62 を参照）
- "入所者の介護において強制力を用いること" "スタッフにとって安全な労働環境を提供すること" についての施設の方針は何か？（p64 を参照）

2 介護倫理の基礎知識

1. 代理判断の問題点

　自分自身が受ける医療・ケアの内容について，自分で決めることができない場合には，代理判断者による代理判断が行われる(p38 を参照)．代理判断者には，本人の価値観・人生観を理解している人がふさわしい．しかし，代理判断にも，以下のようにいくつかの問題点がある．

- 代理判断者によって判断内容が異なる可能性がある
- 本人と代理判断者の意思決定が異なる可能性がある
- 代理判断者の価値観や利益が反映される
- 本人の最善の利益と一致しない場合がある

　実際，「他人は，本人の QOL を，本人が判断するよりも低く見積もる傾向がある」ということは，これまで行われた多くの研究結果が示している．本人の真意になるべく近い判断をするためには，事前の共感をもったコミュニケーションが大きな役割を果たす．

2. 成年後見制度

　医療・ケアについての代理判断者は，法律に明確に規定されていない．生活・診療契約や介護保険契約などの契約に関する代理判断者に関しては，成年後見制度に定められている．成年後見制度(表 2-1)は，法定後見制度と任意後見制度からなる．

(1) 法定後見制度

　現在，すでに事理弁識能力がないか，減退している人を支援する制度である．民法 858 条

に「成年後見人は被後見人の生活・療養看護・財産管理に関する事務を行う」と規定されている．事理弁識能力がほとんどない場合(後見)，著しく不十分な場合(保佐)，不十分な場合(補助)には，財産管理および身上監護に関する法律行為(診療契約や介護契約の締結，その報酬の支払いなど)を後見人が代わって行うことができる．

(2) 任意後見契約に関する法律

　介護保険制度と同時に施行された法律である．現在は事理弁識能力がある人が，将来の認知症などによる判断能力の減退に備えて，元気なうちに事前に自分の意思(任意)で，後見人およびその代理行為の内容を決定し契約をする任意後見制度について定めている．

　これまで，成年後見人には医療同意権がないと考えられているが，この点を中心にこの数年いくつかの動きがある．自身で判断できない高齢者に，家族がない方が増えている．この場合の独居老人の意思決定をどうするのかが問題となり，ひとつの解決として成年後見人がこれへの打開として考えられた．しかし，立法依頼所管の法務省は，成年後見人に医療同意権はないという考えであった．そこで，成年後見人利用の促進のための法律の実施に伴ってこの問題が検討会等で議論された．しかし，医療者側にも，成年後見人に医療同意権を与えることに反対があり，この現場の思いはいまだ実現していない．

表2-1　成年後見制度

	任意後見制度	法定後見制度			
		補助	保佐		後見
判断能力	今は判断力あり	判断力が不十分	判断力が著しく不十分	判断がほとんどできない	
本人の同意	○	○	○	×	×
代理行為	あらかじめ定めておいた自己の生活，療養看護および財産上の管理に関すること	申し立て時に選択した特定法律行為および重要な法律行為	申し立て時に選択した特定法律行為		
			重要な法律行為	重要な法律行為	すべての法律行為
支援する人	任意後見人 任意後見監督人	補助人 (監督人)	保佐人 (監督人)		成年後見人 (監督人)

2 Case-4 へのコメント

1 **このケースにおける対立する価値には，どのようなものがあるのか？**

どちらもそれぞれ"善であり，価値がある"ものが，以下のように対立している．

- 何かをすることを強要されないことはよいことである
  ⇔ 栄養状態を改善し，病気の治療をすることはよいことである
- 入所者の要望をケアプランに組み入れることはよいことである
  ⇔ 家族の要望をケアプランに組み入れることはよいことである
- 家族の要望をケアプランに組み入れることはよいことである
  ⇔ 専門的判断と施設の方針にもとづいたケアプランに従うことはよいことである
- 入所者は栄養補給と内服治療を受ける権利がある（施設は栄養を施す義務がある）
  ⇔ 入所者は栄養補給と内服治療を拒否する権利がある
- 入所者の個別性に配慮した一対一食事介助をすることはよいことである
  ⇔ 他の入所者に，平等なケア（食事介助）を提供することはよいことである

2 **Dさんの食事・内服拒否は単なる身体的理由からなのか？　あるいは，拒否することによって，何か伝えたいこと・訴えたいことがあるのか？**

よい倫理的価値判断をするためには適切な事実認識が大切である．まず，Dさんが食事・内服拒否やその他のケアを拒否する意味についての評価を継続して検討する必要がある．なぜなら，高齢者は，しばしば身体的・精神的・心理的理由により，十分にコミュニケーションができない場合があり，潜在的な"不快"の原因についての注意深いアセスメントが必要だからである．

(1) ただ単にアルツハイマー病の悪化による食事摂取能力の低下なのか？

たとえば，長い時間噛んでいるか？　飲み込むのを忘れているのか？　誰かが彼女に毒を盛るというような妄想が食事・内服拒否の要因となっていないか？

(2) 抑うつによる食欲低下ではないのか？

疲労感，疼痛，不安などを感じていないか？

(3) まだ診断されていない嚥下障害や，他の治療可能な医学的病態があるのではないか？

薬物の副作用としての口腔内乾燥や味覚の変化，口腔内の清潔状態は嚥下困難の原因となっていないか？　栄養状態は悪くなっていないのか？

（4）ケアの実践や環境における問題点が，食事拒否の態度に心理的・精神的影響を与えていないか？

　食事介助に際して介護者の態度は共感に満ち，Dさんのペースに合わせているか？　食べ物の嗜好に配慮しているか？

3 Dさんには意思決定能力があるか？　認知症である入所者は，意思決定能力が欠如しているゆえに拒絶をする権利はなく，施設はケアや治療を施す義務があるのか？

1）Dさんは意思決定能力があるか？

（1）医療同意に関する意思決定能力（Appelbaumの基準）

　医療同意に関する意思決定能力は，①選択の表明，②情報の理解，③状況の認識，④論理的思考，⑤選択した結果の合理性，をその構成要素とする（p37を参照）．これらの基準に当てはめると，Dさんは〈選択の表明〉はできるが，〈情報の理解〉〈状況の認識〉〈論理的思考〉はできず，意思決定能力はないといえる．

（2）意思決定能力がなければ，家族が判断をする

　医学的に，抗不整脈剤の内服や食事摂取が，彼女の死を予防するために必須であるとしたら，代理判断者（家族）や施設は，内服させる何らかの工夫をする必要がある．しかし，その際にも，本人の感情や快・不快，選好には十分な配慮が必要である．

2）娘はDさんの願望を尊重しなくてよいのか？

（1）必要以上の自己決定の制限は，高齢者の人権を侵害する

　認知症がある（意思決定能力がない）ゆえに彼女の権利をないがしろにしてよいということはない．必要以上の自己決定の制限は，個人の尊厳に配慮しない不誠実な対応になる．意思決定能力は"特定の課題ごと""経時的に"変わる．突然死をきたす危険のある不整脈に対しての，抗不整脈剤の内服の是非は判断できなくても，ケアに関する簡単な決定（たとえば，入浴する，食事をする）はできることがある．また，"協働的意思決定"への支援は，個人の人格に配慮したパーソンセンタードケアの重要な要素となっている．

　すなわち，日常生活・社会生活に関する決定に関しては，医療ケアに関する決定以上に，認知症の人本人の感情，選好，快・不快に配慮する必要がある（厚生労働省ガイドライン参照）．

（2）認知症高齢者の意思決定能力を固定的に決めつけない

　また，意思決定能力はエンハンスメントすることができ，共感をもって残存能力を引き出す努力をする必要がある．

　「彼女はまだ家族とコミュニケーションをとることができたかもしれない　……時間が与え

られ，そうすることが許され，愛情が与えられていたのであれば……」[1]

　この介護者のメッセージは，ある認知症女性のメモ書きが本人の死後に見つかり，彼女がもしかしたら，周りの人びとが考える以上に，周囲の状況を認識できていたのかもしれないと判明した時のものである．家族や介護スタッフの心に刻んでおきたいメッセージである．

3）食事摂取を強要することは“虐待”につながらないか？

　食事介助に際して，娘が無理強いする方法と，スタッフが実施する方法の長所・短所を明確にする必要がある．また，とくに，娘が母親に強制的に食事を食べさせるという虐待につながりかねない行為を，施設側が容認しているのかどうかも確認しておきたい点である．娘が食事を強要することによって，本人にとって楽しみなはずの食事が，つらいもの，いやなものになってしまった可能性もある．

　そして，これは「何が虐待であるか」という根本的問いについて再考するよい機会でもある．このケースのように，「明らかに虐待かどうか」の判断が困難な場合には，個々のケースにおいて“強要することの不利益と利益”を具体的にあげてみて評価することになる（虐待についての詳細は，p81 の「虐待の区分」を参照）．

4）倫理原則の対立

　何かをすることを強要されない権利（消極的権利・否定権[*1]），すなわち栄養補給と内服治療を拒否する権利（自律尊重原則）と，基本的ケア（栄養状態を改善し，病気の治療をし，死を予防する）を受ける権利（善行原則）が対立する．

　娘は，母親に長生きしてほしいという一心（愛情）から，母親にも「何かをすることを強要されない権利がある」ことに目を向けることができないでいる．では，母親の拒否権（自己決定権）と栄養補給のバランスをどのように考えたらよいのであろうか．母親の食事を拒否する感情に配慮しながらも，アルツハイマー病の終末期といえない場合には，快適に“生きること”を意識したケアが考慮される必要がある．

5）“快”“不快”の感情を理解し受容する

（1）人としての感情を尊重する

　D さんの拒絶権に配慮しながらも，意思決定能力が十分とはいえない本人に対して“善”をなすには，食事を摂ること，内服をすることについての彼女の潜在的“不快”の原因を注意深くアセスメントすることが必要である．知的能力が低下しても，人としての感情は残っているといわれており，それらを尊重することが認知症の人の尊厳に配慮することになる．

(2) "不快" から "快の感情" へ

"不快な感情", たとえば, 怒り・恐怖・不安・欲求不満・猜疑心を起こさせるケア上の問題点はないのか? それらの "不快" を "快の感情" に, たとえば, 愛・安心感・満足感・幸福感に転換するケアの工夫にはどのようなものがあるのか? 娘が言った「あるスタッフは物語を聞かせたり, 歌を歌ったりして楽しませながら, 食べさせようとした」は, そのひとつの例であろう.

(3) 共感・思いやりをもって対処する (徳倫理 virtue ethics)

認知症の人の "快の感情" に配慮した "よいタイミング" は, 時間のみに縛られたケアからは導き出せない. これは単に介護技術上の問題だけでなく, 介護者の "徳" にかかわる倫理的問題でもある. 共感や思いやりといった "徳" を有する介護提供者は, 認知症の人の "フィーリングの世界" に入り込むことができ, 彼らの感情に触れ, 交流をすることができ, その個人にとっての "快" "不快" について理解を深め, "その人" を受容することができるのである.

4 娘は D さんの代理判断者として適切か? 家族の要望をケアプランに組み入れるべきか? また, 施設は, 家族のケアに対する不満にどのように対処すべきか?

入所者の自己決定に関する意思決定能力が減退した場合には, 誰かが代わりに決定をすることにより, その埋め合わせをし, 高齢者にとって最善の利益となる決定をする必要がある(最善の利益判断).

1) 娘は代理判断者として適切か?

(1) 入所契約については, 娘は正規の代理人

介護施設入所契約に際して, 娘は D さんの法定後見 "保佐" の手続きをした. したがって, 生活・療養看護・財産管理に関する判断については, 娘は法的に正規の代理人(民法 858 条)であるが, 医療行為に関する成年後見人の同意・選択決定権については現時点で具体的な規定がなく, 未確立であるといえる.

(2) 医療・介護の内容についての代理判断者は, 家族になる場合が多い

しかし, それまでの本人の価値観・人生観を知り, 最も親密で本人が信頼している人は, やはり何といっても家族である. 日本においては, 家族との "関係性のなかでの自己決定" が重要視されているゆえんである. 高齢者に対する虐待などが問題となっている場合には, 必ずしも家族が真に本人の意思を反映できるのか, あるいは, 本人の最善の利益を推測・代弁できるのか疑問の場合もあるが, D さんの娘は母親に愛情を注ぎ, 人一倍介護に熱心であり, 代理判断者として問題はないと思われる.

**（3） 代理判断者が，本人にとってよい決定ができるようにコミュニケーションを深める
——「母親がそう望むであろう」と娘が考えることと「母親が本当に望むこと」を近づける**

　本人に意思決定能力がない場合には，代理判断者としての娘の判断に沿うことになる．しかし，娘が代理判断者として行き過ぎの行為をしていないかどうかは，これとはまた別の問題である．家族の考えを聞く目的は，"家族自身の願望"を聞くことだけではなく，「本人の願望を推測し，本人にとって何が最善の利益と考えられるか」を聞くためである．

2） 家族の要望をケアプランに組み入れるべきか？

（1） 価値（善）の対立

「家族の要望をケアプランに組み入れることはよいことである」という"価値"と，「専門的判断と施設の方針にもとづいたケアプランに従うことはよいことである」という"価値"が対立する．

（2） ケアプランを家族とともに考えていく

　家族の治療やケアへの協力・配慮が，結果として入所者本人の利益となると考えられ，施設側と家族が協力して事にあたることは重要である．

　施設側は「食事介助においてスタッフ体制は十分か？」「介助方法に問題がないか？」を再考してみる必要がある．そして，家族が最善と信じる介護方法について十分に耳を傾け，専門家としてのアドバイスを同じ目線で非指示的に提供し，要望をできるかぎり取り入れたケアプランをともに練っていく姿勢が大切である．また，食事の強要が"虐待"につながる場合もあるため，介護スタッフは無理をしないようにしているということについてコミュニケーションを深め，家族に理解を求めることも必要である．

3） 家族への支援

（1） 家族の感情的ストレス

　家族にとって，家族の一員を介護施設に入れなければならないこと，そして，彼らが衰弱していくさまを見ていかなければならないということは，罪の意識・悲しみ・困惑・苦悩・怒りなどの感情的ストレスとなる．

（2） 介護スタッフに対する不満の表出

　これらの家族の感情は，時として自分自身で受容不可能であり，介護スタッフに対する不平・不満の表出や非難，不適切な糾弾という形ですり替えられる．そして，自己の真の動機（感情的重荷）に気づかず，自分は入所者の代弁者として正当に行動しているのだと感じていることが多い．

第2章 ● 日常ケアの介護倫理

（3）介護者としてのアイデンティティを失わずに家族を支える

　介護スタッフは，ストレスにさらされた家族の声に十分に耳を傾け，たやすくコンタクトがとれる体制を整え，支援の手を差し延べることが大切である．だが，それと同時に，感情的には理解できるが，およそ正当とはいえない態度で臨んでくる家族に対して，自身の介護者としてのアイデンティティを失わずに，どのように対処するべきかというジレンマに陥ることになる．

　感情的重荷に苦しんでいる家族と，それにより傷つけられた介護スタッフの感情や精神的負担は，実際，多くの家族・介護スタッフが経験しているものであり，これも介護における日常の解決困難な倫理的問題のひとつであるといえる．

（4）shared decision making は，本人だけでなく家族も含んだ概念である

　本人の意思決定能力が不十分，あるいはボーダーラインのときには，shared decision making を実践することが person centred care の重要な構成要素であるが，shared decision making は，医療ケアチームと認知症の人本人のみでなく，家族をも含んだ概念である．

5　"入所者の介護において強制力を用いること""スタッフにとって安全な労働環境を提供すること"についての施設の方針は何か？

（1）食事を強要することも，また，食べさせないままにしておくことも"虐待"にあたることがある

　この介護施設は「入所者の自己決定の権利を尊重する」と同時に，「入所者の拒否する権利をも尊重する」という施設方針をとっている．これは介護スタッフによる虐待から入所者を守る意味からも重要な基本的方針である．しかし，食事を本人が拒否するままに与えないでおくことも虐待（介護放棄）にあたる場合がある．

（2）適切なタイミング　――パーソンセンタードケア

　個人の感情を理解し，適切な"タイミング"をつかむことにより，個別性に配慮した食事介助を実施することが現実的であろうが，そのためには画一的ケアに比べ多くの時間と手間を要することになる．このような"自律"と"自立"を支援するパーソンセンタードケアは，大いに介護者の"徳"に依存していることになる．

（3）労働環境整備（quality of working life；QWL）（p101 を参照）

　介護者の"徳"に甘え，労働環境を整備することを忘れてはならない．よいケアを提供するためには，適正な労働管理・労働環境の整備が必要である．

　職場の安全に関する施設の方針を明確にし，スタッフに対する身体的，あるいは言葉による"嫌がらせや害悪"に対応できるよう特別な教育訓練も必要であろう．

ethics **4** ● 「どうか，もうひと口だけでも食べてください！」

注

＊1　否定権と要求権　否定権（＝消極的権利 negative right）とは，不必要な干渉や介入からの自由を意味し，放っておかれることを要求する権利である．たとえば，患者には自分の望まない治療を拒否するという“否定権”がある．要求権（＝積極的権利 positive right）とは，他者に対し，単に干渉をしないだけでなく，積極的に何らかの行動をすることを要求する権利である．たとえば，患者が，医師が無効と考える治療を要求する場合である．倫理的には「人は自分の望まぬ介入を拒否できる否定権は，一般的に要求権に優先する」と考えられている

文献

1) Powers BA (2003)：Nursing Home Ethics：Everyday Issues Affecting Residents with Dementia.　p 164, Springer.

文献

・箕岡真子，稲葉一人（2007）：ケースで考える介護と生命倫理　食事・内服拒否の事例．総合ケア，17（6）：72-78.
・Powers BA (2003)：Nursing Home Ethics：Everyday Issues Affecting Residents with Dementia. Springer.
・箕岡真子，稲葉一人，藤島一郎（2014）：摂食嚥下障害の倫理．ワールドプランニング.
・箕岡真子（2010）：認知症ケアの倫理．ワールドプランニング.

65

ethics 5

「介護中に事故が起こったら どうなるの?」

リスクマネジメント

- 「介護行為中に患者さんが事故にあったらどうなるのでしょう? また,急に容態が変わって患者さんがお亡くなりになった場合,私たちは患者さんのご家族にどのように対応すればいいのでしょうか?」

• Key Point •

① 患者（入所者）のケアを担当する者（ないしは施設）は,患者を事故に遭わせないために配慮する義務を,倫理の原則（患者に害を与えない）からも,また,法の原則からも負っている

② 具体的にどのような義務を負っているかは,職種等によって異なるが,義務を怠る場合,つまり法的に過失が認められる場合には,法的責任を負担する

③ 法的責任の基礎は過失であり,過失は結果の予見義務と結果の回避義務によって構成されているので,各人が"予見"と"回避"をしっかりすることで,自分自身の法的なリスクを軽減できる（セルフ・リーガルリスク・マネジメント）

④ 最近の介護判決を知る

• Key Word •

刑事責任・民事責任・業務上過失致死傷・不法行為責任・債務不履行責任・過失・因果関係・予見義務・回避義務・結果債務・手段債務・工作物責任

Case-5 施設内での転倒事故

95歳のEさん（女性,介護保険要介護2）は,介護老人保健施設に入所中であった.午後6時頃,自分で自室のポータブルトイレの排泄物を捨てるために,施設のナースセンター裏にある汚物処理室に向かったが,仕切りに足を引っかけて転倒し負傷してしまった.

Eさんは,右大腿骨頸部を骨折し,入院と通院の加療を要した.事故後は,下肢の筋力低下の後遺症が残り,ひとりで歩行することが困難となって,要介護2から3になった.この事故による治療費は16万1,570円,入院雑費は8万8,400円である.

ethics 5 ● 「介護中に事故が起こったらどうなるの？」

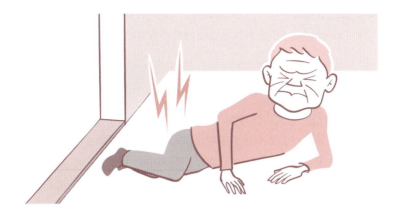

1 倫理的・法的問題点に気づく

- 事故と過誤とを区別する
- 民事責任の基本的構造を理解する
- 民事責任追及の手続きを理解する
- 刑事責任の基本構造と刑事責任追及の手続きを理解する

2 介護に関係する法的基礎知識

1. 事故と過誤

　医療（または介護．以下，医療というときは介護も含む）事故とは，医療従事者の医療行為や医療施設の設備，システムに原因を発したすべての有害結果を指し，医療従事者・管理者の過失にもとづくものだけではなく，不可抗力による場合も含まれる（これらを通常，アクシデントとよぶ）．なお，有害結果は生じなかったが，危うく医療事故を生じさせそうになった事態をインシデントとよぶ．

　医療過誤 medical malpractice とは，医療事故のうち過失にもとづくものを指す．しかし，訴訟が提起されても，過失があるという判決が確定するまでは，厳密な意味では"過失"があるとはいえない．

　介護の領域では，狭義の医療に比べて侵襲リスク（治療行為に伴う積極的な危険の惹起）は小さいが，患者の多くは脆弱で，生命身体のリスクを他の一般の人よりも多く負っており，その分不安定である．残念なことに多くの介護事故が起こっているが，あまり社会的問題になっているとはいえない．そのため，まだ介護者にとって切実さはないかもしれない．それは病院という仕組みの外であるがゆえに，見過ごされたり，隠されたり，言えなかったりす

67

第**2**章 ● 日常ケアの介護倫理

ることにも原因があるのではないだろうか．しかし，介護においても倫理原則の第1位は，"利用者に害を与えない Do not harm" ということなのである．

2. 紛争と裁判

医療紛争 medical dispute とは，医療事故を巡る争い（コンフリクト）が顕在化した状態を指し，その典型が医療裁判である．民事手続と刑事手続を峻別するわが国の裁判制度のもとでは，刑法に抵触するとして，検察官が起訴し，刑事事件を担当する裁判所が，刑事訴訟法により刑事責任の有無・量を判定する"**刑事裁判**"と，民法上の要件に該当するとして，被害者（患者やその遺族）が提訴し，民事事件を担当する裁判所が，民事訴訟法により賠償責任の有無・額を判定する"**民事裁判**"があり，通常，医療裁判というときには，後者の民事裁判を指す（**表2-2**）．

表2-2 医療に関する刑事裁判と民事裁判の違い

	刑事裁判	民事裁判
起訴を決する者（原告）	検察官	被害者
根拠となる法律（実体法）	刑法等	民法等
手続のルール（訴訟法）	刑事訴訟法	民事訴訟法
結論の内容	刑罰	金銭賠償

3. 民事責任の基本的構造

医療過誤における民事上の責任を追及する法的な構成は複数ある．大きくは，**不法行為**と**債務不履行**であるが，それぞれにバリエーションがある．

(1) 不法行為的構成

- **一般不法行為（民法709条）**——**原則** 原告が，①過失行為，②損害，③ ①と②の因果関係について主張・立証する．不法行為者（過失のあるもの）本人の責任を追及する構成
- **使用者責任（民法715条）** 不法行為者が病院の被用者であった場合に，雇用者である病院管理者（通常，民間であれば医療法人，公的機関であれば地方自治体，国立であれば国）の責任を追及する構成
- **工作物責任（民法717条）** 病院の施設等から損害が生じた場合に，施設管理者である病院の責任を追及する構成（本節のCase-5では，ここが争点となっている）
- **共同不法行為（民法719条）** 複数の者がかかわり，共同して不法行為を行った場合に，共同者全員の責任を追及する構成

(2) 債務不履行構成

- **債務不履行（民法 415 条）**──原則　原告が，①本旨に従わない履行，②損害，③ ①と②の因果関係について，主張・立証する．契約の当事者（債務者）の不履行責任を追及する構成
- **履行補助者の過失**　債務者が債務を履行するにあたり，信義則により履行補助者を用い（下の COLUMN を参照），その者の過失により損害が生じた場合に，債務者の責任を追及する構成

COLUMN　債務不履行に関する用語

履行補助者　債務者が債務の履行のために使用し，または利用する者を指す．履行補助者の故意・過失は，債務者の責任に帰する．民法には規定がなく，解釈によっている．履行のために債務者が使用する者の例としては，債務者の被用者（債務者が会社の場合は従業員．被用的履行補助者という），債務者の請負人（債務者からさらに注文を受けた者．独立的履行補助者という）がある

信義則　信義誠実の原則の略称．私法上，権利の行使や義務の履行にあたり，社会生活を営む者として，相手方の信頼や期待を裏切らないように誠意をもって行動することを求める法理を指す（民法 1 条 2 項）．

---

4. 民事裁判の流れ

　1998 年 1 月に，民事訴訟の審理のルールを定める民事訴訟法が新しくなり，早い段階から争点を整理する手続きや証拠調べを集約して行う，集中証拠調べの手続きが導入され，徐々にではあるが審理が促進されている．審理手続きの流れは図 2-13 のとおりである．

　原告は，証拠により，過失行為・損害と，その間の因果関係が存在することが高度な蓋然性の状態にあることを，裁判官に抱かせること（これを心証という）が求められる．

　東大病院ルンバール事件において最高裁判所は，訴訟上の因果関係の立証についての判断に対して「1 点の疑義も許されない自然科学的証明ではなく，経験則に照らして全証拠を総合検討し，特定の事実が特定の結果発生を招来した関係を是認しうる高度の蓋然性を証明することであり，その判定は，通常人が疑を差し挟まない程度に真実の確信を持ち得ることを必

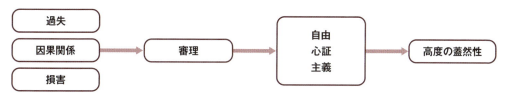

図 2-13　審理手続きの流れ

要とし，かつ，それで足りるものである」(最高裁昭和50年10月24日判決・民集29巻9号1417頁)とした．このように，立証の程度の判断は，最終的には裁判官の考えによる以上，そこに不安定さを否定することはできないのである(結果予測の困難性)．

5. 刑事裁判の流れ

(1) 刑事責任を追及する手続き（捜査・起訴と刑事裁判）

医療に関する刑事責任を追及する根拠は，先の業務上過失致死傷のほか複数ある．刑事手続きについて，通常起訴の根拠とされる業務上過失致死・致傷(刑法211条)の要件は図2-14のようになる．

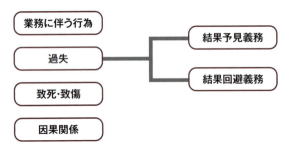

図2-14 業務上過失致死・致傷

(2) 過失・予見義務・回避義務

過失とは，一定の事実を認識することができたにもかかわらず，不注意でそれを認識しないこと，その結果の発生を避けなかったことを指し，すなわち，予見義務違反と回避義務違反を構成要素とする．故意と対比される概念である．理論上，不注意の程度によって重過失と軽過失とに分けられ，また，注意義務の種類によって抽象的過失と具体的過失とに分けられる．私法上は，故意と並ぶ不法行為の成立要件のひとつとなり(民法709条等)，刑法上は，とくに過失を処罰するとされている罪について責任要件となる(刑法38条等)．

判例は，「過失の要件は，結果の発生を予見することの可能性とその義務及び結果の発生を未然に防止することの可能性とその義務である」(最高裁昭和42年5月25日判決・刑集21巻4号584頁：弥彦神社事件)とした．

また，その基準については，「過失の要件としての注意義務は，それを負担すべき行為者の属性によって類型化された一般通常人(本件においては，通常の血友病専門医)の注意能力を基準として判断される．本件で刑事責任が認められるとすれば，結果予見可能性の程度を前提として，治療上の効能と危険性との比較衡量，本件の医療行為と他の選択肢との比較衡量を行い，通常の血友病専門医が本件当時の被告人の立場に置かれれば，およそそのような判断はしないはずであるのに，利益に比して危険の大きい医療行為を選択してしまったような場合である」(東京地裁平成13年3月28日判決・判時1763・17：薬害エイズ事件)とされている．

(3) 予見可能性

　予見義務の前提としての予見可能性については,「過失犯の成立に必要な結果発生の予見可能性とは,内容の特定しない一般的・抽象的な危惧感ないし不安感を抱く程度では足りず,特定の構成要件的結果及びその結果の発生に至る因果関係の基本的部分の予見可能性を意味する」(札幌高裁昭和51年3月18日判決・高刑29巻1号78頁:北大電気メス事件),「鉄道トンネル内で発生した火災について,炭化導電路の形成という実際の因果経過を具体的に予見できなくても,電力ケーブルに発生する誘起電流が本来流れるべきでない部分に長期間流れ続けることにより火災発生に至る可能性があることを予見できた以上,予見可能性が認められる」(最高裁平成12年12月20日判決・刑集54巻9号1095頁:生駒トンネル事件),「予見可能性は,結果防止に向けられた何らかの負担を課するのが合理的であるということを裏付ける程度のものであればよく,そして,それは具体的な因果関係を見通すことの可能性である必要はなく,何事かは特定できないが,ある種の危険が,『絶無であるとして無視する』わけにはいかないという程度の危惧感であれば足りる」(徳島地裁昭和48年11月28日判決・判時721・7:森永ドライミルク事件)とされ,判決により微妙に異なる.

　警察は,医療事故を独自に察知することは通常なく,被害者からの告訴や異状死体の届出(医師法21条)を捜査の端緒とすることが多く(図2-15),被疑者が逮捕され検察庁に送られるのを身柄送検,逮捕されずに一件書類が送られることを書類送検という.そして,検察庁(検察官)が当該事件の最終判断(起訴をするか,しないか)を行う(刑事訴訟法247条).検察官は,起訴するかどうかについて広範囲の裁量権を有している(刑事訴訟法248条).

　犯罪不成立,証拠不十分,訴訟条件の不備,改悛の情が顕著であるため起訴猶予(刑事訴訟法248条)とするなどの場合に,検察官が裁判所に処罰を求めない,すなわち,起訴(公訴)をしない(不起訴)こととなる.

　また,起訴をする場合でも,略式命令請求をする場合がある.被告人が公開の法廷に立たずに済むなど,迅速な処理ができる利点があるため,現在,日本の刑事事件では,交通事故を中心に9割以上がこのような略式手続きで済まされている(医療の場合は,半数程度と報告されている).

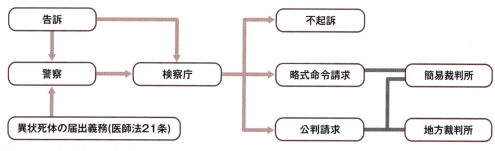

図2-15　起訴から公判請求までの流れ

(4) 刑事裁判（公判）の流れ

刑事裁判の流れを図2-16に示す．右部が争いのない場合(自白)で，左部が争いのある場合である．争いのある場合は，起訴の対象となる事実(これを罪体という)を検察官が立証していくこととなる．この手続きは，おおむねテレビや映画で行っているものとそう違いはない(ただし，総じて現実の裁判官はもっと若いのだが)．以上のような，捜査・起訴と刑事裁判手続を規定している法が，刑事訴訟法である．

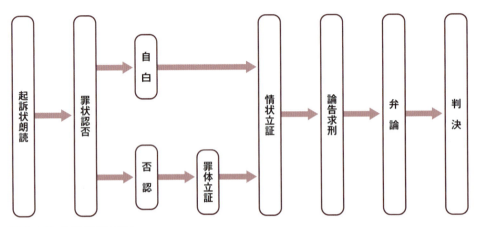

図 2-16 刑事裁判の流れ

3　Case-5 へのコメント

このケースは民事裁判で，裁判所は537万2,543円の損害賠償を命じた(福島地裁白河支部判決平成15年6月3日：確定，判例時報1838号116頁)．

1 事例の双方の主張

Xは事故当時95歳で，介護保険等級上，要介護2に認定されていた女性である．XはYと2000年10月27日頃，介護老人保健施設利用契約を締結(以下，本件契約)し，本件施設に入所した．Xは，2001年1月8日午後6時頃，本件施設ナースセンター裏のトイレに併設されている汚物処理場において，その出入り口に存在していた高さ87mm，幅95mmのコンクリート製凸状仕切りに足を引っかけ転倒した．

Xは，本件事故により入院加療68日間，通院加療31日間を要する右大腿骨頸部骨折の傷害を負った．事故後，下肢の筋力低下の後遺症が残り，ひとりで歩行することが困難となり，その後，要介護2から3になった．本件事故による治療費は16万1,570円，入院雑費は8万8,400円である．

ethics 5 ● 「介護中に事故が起こったらどうなるの？」

2 判　決

判決は，以下の説明をして，Xの請求を認めた．

（1）債務不履行責任について

Yには，本件契約にもとづき，介護ケアサービスの内容としてポータブルトイレの清掃を定期的に行うべき義務があり，本件事故の当日にこれがなされなかったこと，そのためXがこれを自ら捨てようとし，本件処理場に行った結果，本件事故が発生したことが認められる．

Xが主張するとおり，居室内に置かれたポータブルトイレの中身が廃棄・清掃されないままであれば，不自由な身体であれ，老人がこれをトイレまで運んで処理・清掃したいと考えるのは当然であるから，ポータブルトイレの清掃を定時に行うべき義務と，本件事故との間に相当因果関係が認められる．

（2）民法 717 条の責任について

本件施設は，身体機能の劣った状態にある要介護老人の入所施設である特質上，入所者の移動ないし施設利用等に際して，身体上の危険が生じないような建物構造・設備構造がとくに求められているというべきである．それにもかかわらず，現に入所者が出入りすることがある本件処理場の出入り口に本件仕切りが存在し，その構造は，下肢の機能の低下している要介護老人の出入りに際して転倒の危険を生じさせる形状の設備であるといわなければならない．これは民法 717 条の「土地の工作物の設置又は保存の瑕疵」に該当する．

（3）解　説

まず，事故の原因は，施設職員がポータブルトイレの清掃をしてくれなかったため，要介護者であるX(Eさん)が自分で排泄物を捨てに行こうとして起こったものである点には争いはなかったようで，施設の介護上の義務違反があったか，また，義務違反と事故の間の因果関係はあったかが争点となった．

施設側は，施設では要介護状態の入所者にはポータブルトイレの汚物処理は介護職員に任せ，自ら行わないように指導していたと主張し，清掃がされていなかったとしてもナースコールで依頼して処理してもらうことができたはずで，自分で処理する必要はなかったとして，施設側の清掃がされていなかったという点に介護サービス上の義務違反があったとしても，事故との因果関係はないと主張した．

しかし，判決では，「居室内に置かれたポータブルトイレの中身が廃棄・清掃されないままであれば，不自由な身体であっても，老人がこれをトイレまで運んで処理・清掃したいと考えるのは当然であるから，ポータブルトイレの清掃を定時に行うべき義務と本件事故との間に相当因果関係が認められる」と判断された．

生活の場所である施設において，身体の不自由な高齢者であっても，少しでも快適に生活しようと考えて行動する人間としての行動を，当然のものとして評価する姿勢で因果関係についての判断をしており，同種の事件においても参考となると思われる．

さらに，本件判決では，施設の形状についても，「身体機能の劣った状態にある要介護老人

73

の入所施設であるから，その特質上，入所者の移動ないし施設利用等に際して，身体上の危険が生じないような建物構造・設備構造がとくに求められている」との判断を示し，本件は，民法717条の「土地の工作物の設置又は保存の瑕疵」に該当するとしている．介護施設の設置・管理のひとつの判断基準を示したものとして参考となると思われる（国民生活センターのウェブサイトを参照）．

考えてみましょう！

介護ベッド事件
　ある老人介護保健施設に入所中のBさんは，ほぼ毎日をベッドの上で過ごしており，この施設では，C社製のベッドを使っていました．ある日，Bさんが，この介護ベッド用の手すりのすき間に首を挟まれるという事故が起こり，亡くなりました．当時，Bさんの行動を直接見ていた人はいなかったのですが，どうやら，Bさんが身を乗り出した際，ベッド脇手すりのすき間に首が挟まったとみられています．施設の経営法人や関係者はどのような責任を負うのでしょうか．もし，これまでに死亡事故には至らないものの，そのベッドで，首が挟まった，挟まりそうになったという報告があった場合はどうでしょうか．

　最後に，介護事故に関する最近の判決をまとめておく．

東京高判 平成28年3月23日 事故の年：平成24年	概要　介護老人保健施設の短期入所者（当時84歳・男性）が，夜間無施錠の2階食堂の窓のストッパーを解放させて窓から転落して死亡
	結論　ストッパーは容易にずらせるとして，工作物責任を認め，施設に約3,000万円の支払いを命じた．

名古屋高判 平成 28 年 8 月 4 日 事故の年：平成 24 年	概要　生活介護サービス施設の利用者（当時 26 歳・女性）が，利用者の左足を伸ばす運動の際に骨折
	結論　姉の指示で行われ，その際に骨密度が極めて低い状態であることを伝えていなかったとして，責任を認めなかった.
東京地判 平成 28 年 8 月 23 日 事故の年：平成 26 年	概要　介護付有料老人ホームの入居者（当時 87 歳・女性）が，施設のリビングで転倒し，けが
	結論　入所以来歩行状態の不安をうかがわせる事実はないとして，施設の責任を否定した.
福岡地判 平成 28 年 9 月 9 日 事故の年：平成 26 年	概要　デイサービスの利用者（当時 76 歳・女性）が，昼間施設を抜け出し，その夜，畑の中で見つかり，低体温症により死亡
	結論　徘徊癖があることを認識しており，帰宅願望があり，直前にも非常口に向かっていたのであり，注視義務に反したとして，施設に約 2,900 万円の支払いを命じた.
福岡地判 平成 28 年 9 月 12 日 事故の年：平成 24 年	概要　特別養護老人ホームのショートステイの利用者（当時 100 歳・女性）が，職員の送迎で自宅に帰宅する際，階段を踏み外して転落し，脳挫傷等を負い，その後誤嚥性肺炎で死亡
	結論　雨天でバランスを崩しやすい階段であるので，その身体を注視し，身体を支え，バランスを崩して転落しないようにすることを怠ったとして，施設の責任を認め，約 1,350 万円の支払いを命じた.
東京地判 平成 28 年 10 月 7 日 事故の年：平成 26 年	概要　デイサービス利用者（当時 59 歳）が，昼食中に鶏の唐揚げを喉に詰まらせて死亡
	結論　「通所介護アセスメント表」には，食事は自立し，常食，嚥下は普通，禁食なしとされ，誤嚥について主治医・家族から特段の注意・要望なかったとして，誤嚥の予見可能性を否定. 請求を棄却
東京地裁 平成 28 年 12 月 19 日 事故の年：平成 26 年	概要　特別養護老人ホームの入居者（当時 75 歳・女性）が，介護用リフトでベッドから車椅子に移動する際に，リフトから転落し，死亡
	結論　リフトの被介護者の体を覆うスリングシートの 4 隅のループがスリングバーの両端のフックに引っかかっていることを確認しなかったとして，施設の責任を認め，約 1,700 万円の支払いを命じた.
大阪地判 平成 29 年 2 月 2 日 事故の年：平成 23 年	概要　特別養護老人ホームの短期入居者（当時 79 歳・男性）が，深夜にトイレに行こうとして転倒し，その後死亡
	結論　パーキンソン症候群等の影響でふらつきによる転倒の危険性が高く，直前にも転倒を起こしており，声かけをしたが不十分であるとして，施設の責任を認め，約 1,000 万円の支払いを命じた.
東京地判 平成 29 年 2 月 15 日 事故の年：平成 25 年	概要　グループホームの入居者（当時 93 歳・男性）が，2 階の居室窓から転落し，死亡
	結論　窓を押したり引っ張ったりすれば，鍵を使わずに取り外してしまう現実的な危険があったとして，工作物責任を認め，約 1,000 万円の支払いを施設に命じた.
鹿児島地判 平成 29 年 3 月 28 日 事故の年：平成 26 年	概要　介護老人保健施設に入所者（当時 78 歳・男性）が，ロールパンを誤嚥により窒息し低酸素脳症
	結論　ロールパンを小さくちぎって提供する義務に反したとして，責任を認め，施設に約 4,000 万円の支払いを命じた.

ethics
6

「虐待の疑いにどうすればいいの？」
虐待と守秘義務

- 「介護従事者は，時として高齢者が虐待されているケースに出合うことがあります．どうすればいいのでしょうか？」
- 「介護従事者が高齢者のケアの過程で得た事実を第三者に通報や通告することは，介護従事者に課せられた守秘義務に反するのではないでしょうか？」

Key Point

① 歴史的には，守秘義務は絶対的（例外を認めない）義務と考えられたが，最近は，正当な理由があれば守秘義務は解除（本人の関係で義務を負わない）され，また，本人を保護する必要が高い場合には，逆に通報・通告義務が課せられることもある

② もっとも，正当な理由は解釈に委ねられているので，微妙な判断が必要な場合がある

③ 虐待の通報・通告義務については，DV防止法と児童虐待防止法のほか，高齢者について2006年4月に施行された「高齢者虐待の防止，高齢者の養護者に対する支援に関する法律」があるので，これらの理解が不可欠である

Key Word

守秘義務・正当な理由・虐待・通報（通告）義務・「高齢者虐待の防止，高齢者の養護者に対する支援に関する法律」

ethics 6 ● 「虐待の疑いにどうすればいいの？」

Case-6 「虐待の疑いにどうすればいいの？」

　82歳のFさんは，脳梗塞の発作のため，在宅でほぼ寝たきりになっています．私が在宅介護をしてもう3カ月になりますが，Fさんの様子がおかしく感じるときがあります．どうも，ご自宅でしっかりとお食事を召し上がっていないようです．Fさんは，自分で食べることはできませんが，嚥下障害もなく，家人にお手伝いしていただければ，流動食は十分に食べることができますが，ここ1カ月で1kg以上やせています．先日は，下腿部2箇所にあざがありました（軟膏は塗っておきました）．本人に聞いてもはっきりとはおっしゃいませんし，追及するわけにもいきません．ご家族が，まさかと思いますが，その可能性は高いと思います．どうすればいいのでしょうか．

1　倫理的・法的問題点に気づく

- 介護従事者の守秘義務と正当な理由
- 通報・通告（届出）義務について
- 3つの法律（①配偶者からの暴力の防止及び被害者の保護に関する法律，②DV法と，児童虐待の防止等に関する法律，③高齢者虐待の防止，高齢者の養護者に対する支援等に関する法律）

2　介護に関係する法的基礎知識

1. 医療従事者の守秘義務

　医師が治療の過程で知り得た事実は，これを漏らすことは許されない．これは，医師の倫理義務として，古くから守秘義務として知られている（ヒポクラテスの誓いには，「治療の機会に見聞きしたこと…… は，他言をしてはならないとの信念をもって，沈黙を守ります」とある）．また，看護者も，「5. 看護者は，守秘義務を遵守し，個人情報の保護に努めるとともに，これを他者と共有する場合は適切な判断のもとに行う．」（看護者の倫理綱領，日本看護協会，2003.）とあり，守秘義務は，倫理義務として古くから共有されている．

　また，この守秘義務は特定の職業や資格をもつ者については，法律上の義務に格上げされている（刑法134条「秘密漏示罪」や，保健師助産師看護師法42条の2）．このように資格に着目した規定は多く存在し，介護サービスに従事する者についても守秘義務が規定されている．

　典型的な，介護に係る守秘義務の規定（下記）によれば，それぞれの従業員は，業務上知り得た利用者・家族の秘密を漏らすことが禁じられている（守秘義務）が，"正当な理由"があ

77

れば，その義務が解除されることが規定されている（法のすべての規定がこのような構造になっている）．

指定居宅サービス等の事業の人員，設備及び運営に関する基準（居宅基準）

33条　指定訪問介護事業所の従業者は，正当な理由がなく，その業務上知り得た利用者又はその家族の秘密を漏らしてはならない
2　指定訪問介護事業者は，当該指定訪問介護事業所の従業者であった者が，正当な理由がなく，その業務上知り得た利用者又はその家族の秘密を漏らすことがないよう，必要な措置を講じなければならない

　なお，居宅基準33条について，別表1で以下のような具体的な説明がされている（下記）．まず，秘密とは，「少数しか知られていない事実で，他人に知られることが本人の不利益になるもの」である．この場合，被介護者が虐待を受けている事実は，介護者が業務の過程で知り得た事実であるので，原則として守秘義務を負担するが，“正当な理由”があったかが問題となる．

　法は，“正当な理由”とは何かについては解釈に委ね，また，守秘義務違反で起訴され，この点が争点となった事例がないので，先例もない．ただ，この問題はある許されない行為（守秘義務違反）を正当化する，違法性の阻却の問題（刑法35条）ととらえることができる．そうすると，判例が通常あげる，

- **目的の正当性**　単に行為者の心情・動機を問題にするのではなく，実際に行われる行為が客観的な価値を担っていること
- **手段の相当性**　具体的な事情をもとに，「どの程度の行為まで許容されるか」を検討した結果として，手段が相当であること
- **法益衡量**　特定の行為による法益侵害と，その行為を行うことにより達成されることとなる法益とを比較した結果，相対的に後者の法益のほうが重要であること
- **法益侵害の相対的軽微性**　当該行為による法益侵害が相対的に軽微であること
- **必要性・緊急性**　法益侵害の程度に応じた必要性・緊急性が存在すること

を総合的に判断することになる．

　したがって，虐待の事実を，虐待されている被介護者のためにこれを適切な機関等に示すことは，通常正当な理由があると考えられる．

ethics **6** ●「虐待の疑いにどうすればいいの？」

> **指定居宅サービス等の事業の人員，設備及び運営に関する基準について（平成11年老企第25号）の一部改正**
> **「指定居宅サービス等及び指定介護予防サービス等に関する基準について」**

（21）秘密保持等

①　居宅基準第33条第1項は，指定訪問介護事業所の訪問介護員等その他の従業者に，その業務上知り得た利用者又はその家族の秘密の保持を義務づけたものである

②　同条2項は，指定訪問介護事業者に対して，過去に当該指定訪問介護事業所の訪問介護員等その他の従業者であった者が，その業務上知り得た利用者又はその家族の秘密を漏らすことがないよう必要な措置を取ることを義務づけたものであり，具体的には，指定訪問介護事業者は，当該指定訪問介護事業所の訪問介護員等指定訪問介護事業者は，その他の従業者が，従業者でなくなった後においてもこれらの秘密を保持すべき旨を，従業者との雇用時等に取り決め，例えば違約金についての定めをおくなどの措置を講ずべきこととするものである

③　同条3項は，訪問介護員等がサービス担当者会議等において，課題分析情報等を通じて利用者の有する問題点や解決すべき課題等の個人情報を，介護支援専門員や他のサービスの担当者と共有するためには，指定訪問介護事業者は，あらかじめ，文書により利用者又はその家族から同意を得る必要があることを規定したものであるが，この同意は，サービス提供開始時に利用者及びその家族から包括的な同意を得ておくことで足りるものである

2．通報・通告（届出）義務 ·················

　それでは，介護者は虐待の事実を積極的に通報・通告（届出）をすべき義務まであるかという点について考えてみよう．

　この点については，虐待に関する2つの法（配偶者からの暴力の防止及び被害者の保護に関する法律・DV法と，児童虐待の防止等に関する法律）が，先行して規定されているので，これらとの比較を示しておく（p83-85のCOLUMNを参照）．

　法は，**養護者による高齢者虐待**と，**養介護施設従事者等による高齢者虐待**を区別して規定していると同時に，緊急性・重要性に応じて，（法的）義務と（倫理的）努力業務を使い分けている．

1）養護者による高齢者虐待

（1）通　報

「養護者による高齢者虐待を受けたと思われる高齢者を発見した者は，高齢者の生命又は身体に重大な危険が生じている場合は，速やかに，これを市町村に通報」（義務），「それ以外の場合，速やかに，これを市町村に通報する」（努力義務）．この通報は，守秘義務違反とならない（法

7条3項）.

（2）通報後の措置

① 市町村は，通報または高齢者からの虐待を受けた旨の届出を受けたときは，速やかに，当該高齢者の安全の確認等，通報または届出に係る事実の確認のための措置を講ずる

② 老人介護支援センター，地域包括支援センター等当該市町村と連携協力するもの（高齢者虐待対応協力者）と対応について協議を行う

③ 市町村または市町村長は，生命または身体に重大な危険が生じているおそれがあると認められる高齢者を一時的に保護するため，迅速に老人短期入所施設等に入所させる等，適切に，措置を講じ，または審判の請求をする

これらの措置には，具体的に以下のものがある.

- ● 居室の確保　市町村は，虐待を受けた高齢者について，施設に入所させる等の措置をとるために必要な居室を確保するための措置

- ● 立入調査　市町村長は，養護者による高齢者虐待により高齢者の生命または身体に重大な危険が生じているおそれがあると認めるときは，地域包括支援センターの職員等，高齢者の福祉に関する事務に従事する職員をして，当該高齢者の住所または居所に立ち入り，必要な調査または質問をさせることができる

- ● 警察署長に対する援助要請等　市町村長は，立入り，調査または質問をさせようとする場合において，これらの職務の執行に際し必要があると認めるときは，当該高齢者の住所または居所の所在地を管轄する警察署長に対し援助を求めることができる

- ● 養護者の支援　市町村は，養護者の負担の軽減のため，養護者に対する相談，指導および助言その他必要な措置を講ずるものとする．市町村は，養護者の心身の状態に照らし，養護の負担の軽減を図るため緊急の必要があると認める場合に，高齢者が短期間養護を受けるために必要となる居室を確保するための措置を講ずる

- ● 連携協力体制　市町村は，養護者による高齢者虐待の防止，虐待を受けた高齢者の保護及び養護者に対する支援を適切に実施するため，老人介護支援センター，地域包括支援センター等（高齢者虐待対応協力者）との連携協力体制を整備しなければならない

ethics **6** ● 「虐待の疑いにどうすればいいの？」

表2-3　虐待の区分

	法による定義	具体的な事例
身体的虐待（暴行）	高齢者の身体に外傷が生じ，または生じるおそれのある暴行を加える	・平手打ちをする，つねる，殴る，蹴る（有形力を使う，暴行） ・意に反して，無理やり食事を口に入れる ・（こたつなどの温度調節を怠り）やけどをさせる ・（具体的危険と無関係に）ベッドに縛りつける　など
養護を著しく怠ること（ネグレクト）	高齢者を衰弱させるような著しい減食，又は長時間の放置，養護者以外の同居人による虐待行為の放置など，養護を著しく怠る	・必要な入浴を怠り，異臭がする ・適切な頭髪管理をせず，髪が伸び放題である ・必要な水分や食事を十分に与えられていないことで，脱水症状や栄養失調の状態にある ・劣悪な住環境のなかで生活させることを放置する　など
性的虐待	高齢者にわいせつな行為をすること，又は高齢者をしてわいせつな行為をさせる	・（不可避の）排泄の失敗に対して懲罰的に下半身を裸にして放置する ・不必要な身体的な接触（キス，性器への接触）など
心理的虐待（心理的外傷を与えるような言動）	高齢者に対する著しい暴言，又は著しく拒絶的な対応，その他の高齢者に著しい心理的外傷を与える言動を行う	・（不可避の）排泄の失敗を嘲笑するなどにより，高齢者に恥をかかせる ・一方的に怒鳴る，ののしる ・侮辱を込めさも子どものように扱う ・高齢者からの話しかけをわざと無視する　など
経済的虐待（高齢者から不当に経済上の利益を得る）	養護者又は高齢者の親族が当該高齢者の財産を不当に処分すること，その他高齢者から不当に財産上の利益を得る	・日常生活に必要な金銭を渡さない ・本人の財産などを本人に無断で売却する ・年金や預貯金を本人の意思，本人の利益に反して使用する　など

（医療経済研究機構：家庭内における高齢者虐待に関する調査．を参考に作成）

2）養介護施設従事者等による高齢者虐待

（1）通報

「養介護施設従事者等は，従事者等による高齢者虐待を受けたと思われる高齢者を発見した場合は，速やかに，これを市町村に通報」（義務），「養介護施設従事者等による高齢者虐待を受けたと思われる高齢者を発見した者は，当該高齢者の生命又は身体に重大な危険が生じている場合は，速やかに，これを市町村に通報」（義務），「それ以外の場合は，市町村に通報する」（努

力義務），「養介護施設従事者等による高齢者虐待を受けた高齢者は，その旨を市町村に届け出ることができる」．これらの行為は守秘義務に反しない（法21条6項）．

（2）通報後の措置

①市町村（指定都市，中核市を除く）は，通報または届出を受けたときは，高齢者虐待に関する事項を，都道府県に報告する

②市町村が，通報若しくは届出，または都道府県が市町村から報告を受けたときは，市町村長または都道府県知事は，養介護施設の業務または養介護事業の適正な運営を確保することにより，高齢者虐待の防止及び当該高齢者の保護を図るため，老人福祉法または介護保険法の規定による権限を適切に行使する

③都道府県知事は，毎年度，養介護施設従事者等による高齢者虐待の状況，養介護施設従事者等による高齢者虐待があった場合にとった措置等を公表する

---

3 Case-6 へのコメント

　高齢者に対する虐待は，認知症などで被害者本人に確認することがむずかしいケースが多い．また，家族や介護施設も虐待の事実を表に出さない場合が多いのも事実である．

　家族などの養護者による虐待は，"予防"と"高齢者の保護""再発防止"が重要である．虐待の徴候が疑われる場合には，介護従事者は家族とのコミュニケーションをさらに密にし，その背景・原因についてアセスメントする必要がある．そして，重大な危険が生じる前に，家族を責めるだけではなく支援をしていく姿勢が大切である．それは高齢者にとって，家族は今後も介護者・保護者として重要な役割を担うことになるからである．

　家族と高齢者の関係を断ち切るのではなく，高齢者の保護者として機能していくという意識を，できるだけ高めるような支援をしていく必要がある．しかし，残念ながら高齢者に重大な危害が生じる可能性がある虐待が起こった場合には，高齢者の保護を第一に考えなければならない．

　介護施設従事者による虐待に関しては，施設の基本方針を明確にし，リスクアセスメントおよびリスクマネジメントを十分にする必要がある．そのためには，「何が虐待か？」「他のスタッフによる虐待を見つけた場合はどのように対処するのか？」「虐待を受けた高齢者の保護と感情的支援について」などについて，施設職員を教育することも重要である．

COLUMN　　　暴力・虐待に関する4つの法律

配偶者からの暴力の防止及び被害者の保護に関する法律（平成十三年四月十三日法律第三十一号）
（配偶者からの暴力の発見者による通報等）
第六条　配偶者からの暴力（配偶者又は配偶者であった者からの身体に対する暴力に限る．以下この章において同じ）を受けている者を発見した者は，その旨を配偶者暴力相談支援センター又は警察官に通報するよう努めなければならない．
2　医師その他の医療関係者は，その業務を行うに当たり，配偶者からの暴力によって負傷し又は疾病にかかったと認められる者を発見したときは，その旨を配偶者暴力相談支援センター又は警察官に通報することができる．この場合において，その者の意思を尊重するよう努めるものとする．
3　刑法（明治四十年法律第四十五号）の秘密漏示罪の規定その他の守秘義務に関する法律の規定は，前二項の規定により通報することを妨げるものと解釈してはならない．
4　医師その他の医療関係者は，その業務を行うに当たり，配偶者からの暴力によって負傷し又は疾病にかかったと認められる者を発見したときは，その者に対し，配偶者暴力相談支援センター等の利用について，その有する情報を提供するよう努めなければならない．

児童虐待の防止等に関する法律（平成十二年五月二十四日法律第八十二号）
第六条　児童虐待を受けたと思われる児童を発見した者は，速やかに，これを市町村，都道府県の設置する福祉事務所若しくは児童相談所又は児童委員を介して市町村，都道府県の設置する福祉事務所若しくは児童相談所に通告しなければならない．
2　前項の規定による通告は，児童福祉法（昭和二十二年法律第百六十四号）第二十五条の規定による通告とみなして，同法の規定を適用する．
3　刑法（明治四十年法律第四十五号）の秘密漏示罪の規定その他の守秘義務に関する法律の規定は，第一項の規定による通告をする義務の遵守を妨げるものと解釈してはならない．

高齢者虐待の防止，高齢者の養護者に対する支援等に関する法律（平成十七年十一月九日法律第百二十四号）
（定義）
第二条　この法律において「高齢者」とは，65歳以上の者をいう．
　　（途中略）
4　この法律において「養護者による高齢者虐待」とは，次のいずれかに該当する行為をいう．

一　養護者がその養護する高齢者について行う次に掲げる行為

イ　高齢者の身体に外傷が生じ，又は生じるおそれのある暴行を加えること．

ロ　高齢者を衰弱させるような著しい減食又は長時間の放置，養護者以外の同居人によるイ，ハ又はニに掲げる行為と同様の行為の放置等養護を著しく怠ること．

ハ　高齢者に対する著しい暴言又は著しく拒絶的な対応その他の高齢者に著しい心理的外傷を与える言動を行うこと．

ニ　高齢者にわいせつな行為をすること又は高齢者をしてわいせつな行為をさせること．

ホ　養護者又は高齢者の親族が当該高齢者の財産を不当に処分することその他当該高齢者から不当に財産上の利益を得ること．

5　（略）

（養護者による高齢者虐待に係る通報等）

第七条　養護者による高齢者虐待を受けたと思われる高齢者を発見した者は，当該高齢者の生命又は身体に重大な危険が生じている場合は，速やかに，これを市町村に通報しなければならない．

2　前項に定める場合のほか，養護者による高齢者虐待を受けたと思われる高齢者を発見した者は，速やかに，これを市町村に通報するよう努めなければならない．

3　刑法（明治四十年法律第四十五号）の秘密漏示罪の規定その他の守秘義務に関する法律の規定は，前二項の規定による通報をすることを妨げるものと解釈してはならない．

（養介護施設従事者等による高齢者虐待に係る通報等）

第二十一条　養介護施設従事者等は，当該養介護施設従事者等がその業務に従事している養介護施設又は養介護事業（当該養介護施設の設置者若しくは当該養介護事業を行う者が設置する養介護施設又はこれらの者が行う養介護事業を含む）において業務に従事する養介護施設従事者等による高齢者虐待を受けたと思われる高齢者を発見した場合は，速やかに，これを市町村に通報しなければならない．

2　前項に定める場合のほか，養介護施設従事者等による高齢者虐待を受けたと思われる高齢者を発見した者は，当該高齢者の生命又は身体に重大な危険が生じている場合は，速やかに，これを市町村に通報しなければならない．

3～5（略）

※　刑法の秘密漏示罪の規定その他の守秘義務に関する法律の規定は，第一項から第三項までの規定による通報（虚偽であるもの及び過失によるものを除く．次項において同じ）

障害者虐待の防止，障害者の養護者に対する支援等に関する法律（平成二十三年法律第七十九号）

（養護者による障害者虐待に係る通報等）

第七条　養護者による障害者虐待（十八歳未満の障害者について行われるものを除く．以

下この章において同じ.)を受けたと思われる障害者を発見した者は，速やかに，これを市町村に通報しなければならない．

2　刑法（明治四十年法律第四十五号）の秘密漏示罪の規定その他の守秘義務に関する法律の規定は，前項の規定による通報をすることを妨げるものと解釈してはならない．

第十六条　障害者福祉施設従事者等による障害者虐待を受けたと思われる障害者を発見した者は，速やかに，これを市町村に通報しなければならない．

2　障害者福祉施設従事者等による障害者虐待を受けた障害者は，その旨を市町村に届け出ることができる．

3　刑法の秘密漏示罪の規定その他の守秘義務に関する法律の規定は，第一項の規定による通報（虚偽であるもの及び過失によるものを除く．次項において同じ.）をすることを妨げるものと解釈してはならない．

第二十二条　使用者による障害者虐待を受けたと思われる障害者を発見した者は，速やかに，これを市町村又は都道府県に通報しなければならない．

2　使用者による障害者虐待を受けた障害者は，その旨を市町村又は都道府県に届け出ることができる．

3　刑法の秘密漏示罪の規定その他の守秘義務に関する法律の規定は，第一項の規定による通報（虚偽であるもの及び過失によるものを除く．次項において同じ.）をすることを妨げるものと解釈してはならない．

（就学する障害者に対する虐待の防止等）

第二十九条　学校（略）の長は，教職員，児童，生徒，学生その他の関係者に対する障害及び障害者に関する理解を深めるための研修の実施及び普及啓発，就学する障害者に対する虐待に関する相談に係る体制の整備，就学する障害者に対する虐待に対処するための措置その他の当該学校に就学する障害者に対する虐待を防止するため必要な措置を講ずるものとする．

（保育所等に通う障害者に対する虐待の防止等）

第三十条　保育所等（略）の長は，保育所等の職員その他の関係者に対する障害及び障害者に関する理解を深めるための研修の実施及び普及啓発，保育所等に通う障害者に対する虐待に関する相談に係る体制の整備，保育所等に通う障害者に対する虐待に対処するための措置その他の当該保育所等に通う障害者に対する虐待を防止するため必要な措置を講ずるものとする．

ethics 7

「『本人か家族でなければ
教えられない』は正しいの?」

介護現場における個人情報保護

- 「個人情報保護と守秘義務はどのような関係にあるのでしょうか？ 介護関係事業者における個人情報の例には，どんなものがあるのでしょう？」

- 「介護施設はまさに"生活の場"で，在宅の場合も個人の生活に入り込み，利用者および家族の個人情報を知る機会が多いのですが，私たちはどのような倫理的・法的な配慮をしなければならないのでしょうか？」

Key Point

① 守秘義務と個人情報保護とは重なる点はあるが，秘密と個人情報とは異なり，法的な規律も異なる

② 介護関係事業者における個人情報には，利用者の身体的状況や認知症の程度，ケアプラン，介護サービス提供にかかる計画，提供したサービス内容等の記録，事故の状況の記録などが広く含まれる

③ 介護分野では，介護関係事業者は，多数の利用者やその家族について，他人が容易には知り得ないような個人情報を詳細に知りうる立場にあり，医療分野と同様に個人情報の適正な取扱いが求められる分野と考えられる．介護施設や在宅でも利用者および家族の個人情報を知る機会が多く，それらへの配慮をしなければならないが，その配慮のルールが法やガイドラインに示されている

④ 個人情報保護法は平成29年に全面改正され，これに関連して，ガイドライン・ガイダンスが発出されている

Key Word

秘密・個人情報・「医療・介護関係事業者における個人情報の適切な取扱いのためのガイダンス」・患者の情報コントロール権・Rule of Who から Rule of What

Case-7 施設での個人情報の扱い

認知症のGさんは，ある病院を退院後，有料老人ホームに入所しました．その後，入所中に栄養失調になったということで，利用者の長女（保護者）が原告となり有料老人ホームを被告として現在係争中ですが，裁判所から，過去利用者が入院していた同院に個人情報（カルテ）の開示を求められています．しかし，Gさんは認知症のため，個人情報保護法にもとづく同意が得られません．どうすればいいのでしょうか．

Case-8 施設と病院間での個人情報の扱い1

高齢者福祉施設に勤務するケアマネジャーHさんは，今年になって医療機関の対応に当惑することが多くなりました．

今春，グループホームに入居している認知症の女性Pさんを，肺炎の治療に病院へ連れて行き，医師に病状や今後のケアの注意点をたずねましたが，「個人情報だから家族にしか話せない」と拒まれました．Pさんは受診のため朝から水分を取っておらず，補給してよいか確認したかったのですが，それさえできませんでした．これは正しい個人情報のあり方でしょうか．

Case-9 施設と病院間での個人情報の扱い2

高齢者福祉施設に勤務するケアマネジャーIさんは，デイサービスを利用する認知症の男性・勝さんが嘔吐し，体の震えもあったため，急いで近くの病院に連れて行きました．同時に服用してはいけない薬もあるため，男性のかかりつけ医に電話でふだんの服用薬をたずねましたが，「本人か家族でなければ教えられない」との対応を受けました．しかし，「勝さん本人が認知症で，答えるのはむずかしく，家族に連絡がつくまで教えてもらえないなら，急病のときにどうするのか」と心配です．これは正しい個人情報のあり方でしょうか．

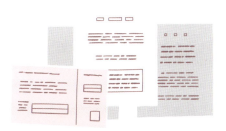

第2章 ● 日常ケアの介護倫理

---

1 倫理的・法的問題点に気づく

- 個人情報保護法とガイドライン，Q&A
- 保護と共有のバランス
- 守秘と個人情報保護
- 情報は誰のものか
- 思考のプロセスとルールで考える

---

2 介護に関係する法的基礎知識

1. 医療・介護現場での問題

　個人情報保護法は，2005年4月全面的に施行され，厚生労働省ガイドラインが発出されたが，2017年に再度全面改正が施行され，「医療・介護関係事業者における個人情報の適切な取扱いのためのガイダンス」(個人情報保護委員会・厚生労働省，2017年4月14日)やQ&Aが公にされた．法だけでなく，ガイダンスやQ&Aが出されることにより，個人情報に対する考えの道筋が示された(以後，両者をガイダンス，Q&Aと記す)．

　したがって，当初議論された，

- 患者や利用者を名前で呼ぶべきではないのか
- 病室やベッドに患者・利用者の名前を示すべきではないのか
- 病院や施設外からの電話応答は一切しないほうがいいのか
- FAXは一切使うべきではないのか
- カルテなどはすべて鍵のかかるロッカーに入れるべきなのか

といった種類（初級コースともいえる）の，個人情報保護への無知，知識・理解不足からくる過剰な反応はなくなっている．

　しかし，いまだに個人情報保護法による運営上の混乱は続いているうえに，とくに，介護についての個人情報保護については，しっかりとした議論がなされていないのが現状であり，かつ，今回の個人情報保護法の改正をふまえた対応が求められる．

2. 視点と留意点

　そこで，まず，バランスのとれた個人情報保護法の運営のために，いくつかの視点と留意点をあげる．

(1) 個人情報の"保護"と"共有"が法の目的である

　個人情報保護法は，情報の保護だけを目的とする法律ではない．まず，法は「個人情報の有

用性に配慮しつつ，個人の権利利益を保護することを目的とする」(1条)とし，個人情報の保護と有用性(共有)の双方を法の目的としている．まさに，バランスのとれた個人情報の保護と共有こそがキーである．

医療や介護における有用性とは，「適切な者の間で，適時に，適量の患者情報を共有することで，患者の健康を図る」ためには，患者の個人情報は欠かせないということである．

つまり，個人情報保護法は，これまでの患者の情報を，本人の診療などに還元する(介護であれば利用者の介護目的で使う)かぎり，かつ，チーム医療者間(介護であれば介護の連携者間)で共有するかぎり，なんらの変更も加えていないばかりか，患者のケアの質を向上させるためには，より緊密で正確な情報の共有が求められる．したがって，Case-7，8，9では，患者の情報を医療ケアの担当者で共有することには問題はない(ただし，後述のようなプロセスで考えなければならない)．

個人情報保護法は，情報を共有することによって医療・介護の質を向上させ，患者の健康を向上させるための工夫・方策を支援していることはあれ，それを妨げるものではない．

(2) 守秘義務（秘密の保護）と個人情報保護（個人情報の保護）とは違う

医師や医療従事者には，刑法(134条)や個別法(保健師助産師看護師法42条の2等)によって守秘義務が課されている．守秘義務があるので，個人情報保護などいらないのではないかという疑問があるが，守秘義務では，守秘の対象は"秘密"であり，秘密とは「少数にしか知られていない事実で，他人に知られることが本人の不利益になるもの」[1]である．

しかし，個人情報保護法では，保護の対象となるのは個人情報であり，これは「生存する個人に関する情報であって，当該情報に含まれる氏名，生年月日，その他の記述などにより特定の個人を識別することができるもの(他の情報と容易に照合することができ，それにより特定の個人を識別することができることとなるもの)を含む」(2条)ので，通常は秘密にはあたらない，誰もが有する"名前"などの扱いも個人情報として問題となる．したがって，もう一度"個人情報"とは何を意味するのかを考える必要がある．

(3) 個人情報はいったい誰のものか

情報について，伝統的な"もの"に対する所有の概念は当てはめにくいが，これまでは，患者から得た情報は"医療者の情報"と考えられてきた感がある．しかし，1974年のアメリカPrivacy Act(プライバシー法)，1980年のOECDの8原則，1995年のEU指令等以来，世界的に情報は患者本人のものだという考えが強くなっている．これは，法的に表現すれば，患者の"情報コントロール権"が与えられたということである．

したがって，医療者や介護者が患者の情報を自由に使えるという発想は過去のものであり，しっかりした個人情報保護のルールを経て使うことが必要であり，患者から本人のカルテや介護記録の開示を求められた場合も，「信頼関係を破るものでけしからん」といった感情的な対応ではなく，「本来患者の情報を患者が確認することは法で認められたものだ」と考えるべきである．情報は患者のものであることを再確認する必要がある．

(4) 患者の情報を扱うことをマネジメントの対象とする ──インフォメーション・マネジメント

　患者の情報は，これまで，医療・ケアのためには，多ければ多いほうがいいとされてきた(集積は力なり)．しかし，情報の紛失・流失のような事態に至れば，患者の情報はリスクとなる(集積はリスクを伴う)．

　過去には，宇治市住民基本台帳データ漏えい事件がある．この事件は，1997(平成9)年から1998年にかけて，宇治市が管理する住民基本台帳のデータを使用して乳幼児検診システムを開発することを企図し，その開発業務を民間業者に委託したところ，再々委託先のアルバイトの従業員がこのデータ約22万人分を不正にコピーして名簿販売業者に販売し，同業者がさらに上記データを他に販売するなどしたことに関して，住民ら3名が，データの流出により精神的苦痛を被ったと主張して，宇治市に対して損害賠償金(慰謝料及び弁護士費用)の支払いを求めた事案である．最高裁判所で確定し，裁判所は，原告1名あたり1万円の慰謝料と，5,000円の弁護士費用の支払を認めた．

　また，東京簡易裁判所の2005(平成17)年11月2日判決では，交通事故にあった原告が，病院で受けた検査内容などの医療情報調査を損害保険会社に委託したところ，当保険会社は別の調査会社にその作業を再委託したため，知らない第三者に医療情報が渡ったとして損害賠償を求めたもので，6万円の慰謝料を認めた(控訴)．

　これらの事例は，扱い方によっては患者の情報もリスクになるということを示している．とくに，多量の情報は大きなリスクを集積することに注意すべきである．遺伝情報や家系情報をはじめ医療の情報は，チーム医療者間や介護者間で使われるかぎり問題はないが，これがいったん外に出た場合は，患者や家族がこうむる不利益は大きい．

　このため，新しいマネジメントとして，インフォメーション・マネジメントという言葉が提唱されている．これは，リスクマネジメントが医療のリスクを正面から見据えて対処しようというように，患者情報にもリスクがあることを正面から見据えて，対処を考えていこうとするものである．

　これには，いくつかの段階があるので，以下に紹介する．

① 情報の取得の段階

　これまでは，患者からできるだけ多くの情報を得ることがよいと考えられてきた．しかし，医療が患者の治療を目的とするのであれば，患者の治療をするための情報として何が必要なのか，再度考える必要がある．これは，個人情報保護法上，「利用目的の通知」(18条)に相当する．

　介護に即していえば，介護者が接する情報は，ケアに直接必要な情報(主として医療関係の情報)から，間接的に必要な情報(患者個人情報，たとえば，緊急事態があった場合の家族の連絡先，鍵の所在等)の他に，必ずしもケアに関連しない情報(たとえば，「たんすに患者の財布が入っている」「残金はいくらある」といった情報)などもある．また，私たちが積極的に収集をしなくても，受動的に知る情報もある

② 情報の利用の段階

　これには，「どのような目的に利用するのか」という側面と，「誰と利用するのか」という側面

があり，それぞれ個人情報保護法上は，目的外使用の原則禁止(16条)と第三者提供の原則禁止(23条)を考えることになる．この点はのちほど，思考のプロセスの項で再度ふれる．介護における情報の範囲は，目的だけを取りあげれば，生活に密着しているため，医療よりも広いのかもしれない．しかし，その広さゆえに，多くの情報が不適切な人に渡り，無断に利用される恐れがある．再度，介護の目的と介護関係者の範囲を考えなければならない．ガイドラインには，介護関係事業者の利用目的として，下のCOLUMNにあげた各点が指摘されている．

③ 情報の管理の段階

医療個人情報は長期間にわたり保管され，かつ，それが統合されたうえ，手早く参照できることが必要である．個人情報保護法上は，「安全管理措置」(21条)，「従業者の監督」(21条)，「委託先の監督」(22条)が関係する．

④ 情報の破棄の段階

破棄は管理の一形態であるが，破棄方法を誤ると，情報の不正流失という事態につながる．保存年限という議論とは別に，どの時点で破棄するのか，紙媒体はどのような処理をすれば破棄となり，電子媒体はどのように消去すべきかが問われる．

COLUMN 介護サービス利用者への介護提供に必要な利用目的

介護関係事業者の内部での利用に係る事例
- 当該事業者が介護サービスの利用者等に提供する介護サービス
- 介護保険事務・介護サービスの利用者に係る事業所等の管理運営業務のうち，
  —— 入退所等の管理，会計・経理，事故等の報告，当該利用者の介護サービスの向上

他の事業者等への情報提供を伴う事例
- 当該事業所等が利用者等に提供する介護サービスのうち，
  —— 当該利用者に居宅サービスを提供する他の居宅サービス事業者や居宅介護支援事業所等との連携（サービス担当者会議等），照会への回答
  —— その他の業務委託
  —— 家族等への心身の状況説明
- 介護保険事務のうち，保険事務の委託，審査支払機関へのレセプトの提出，審査支払機関又は保険者からの照会への回答
- 損害賠償保険などに係る保険会社等への相談又は届出等

---

(5) 思考のプロセスとルールで考える

個人情報保護法上の具体的な対応を考えるときに大事なことは，個別事例を，その場その場の場当たり的な対応ではなく，一定のプロセスによって吟味することである．

まず，個人情報保護法が前提として採用する，共有の骨太のポリシーを考える．個人情報保護法は，これまでの患者の情報を，患者の診療や介護などに還元するかぎり，かつ，チー

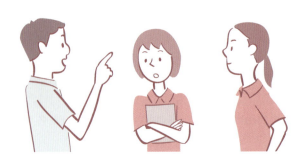

ム医療・介護チーム者間で共有するかぎり，これまでのルールに何らの変更も加えていない．医療・介護者は，その範囲ではむしろ，医療・介護の質向上のために共有をし，有効に利用する責務を負う．

しかし，この範囲を越える場合，すなわち，患者の診療・介護などに還元しない場合と，チーム医療・介護チームの範囲の外に出す場合，前者を「目的外利用の原則禁止」(16条)，後者を「第三者提供の原則禁止」(23条) といい，これらをキーワードとして立ち止まることが必要となる．

そのうえで，目的外に利用しなければならない，第三者に提供しなければならないとすると，

a) 本人の同意がとれる場合はとる

そうでない場合は，

b) 除外規定への当てはめ

を考えることになる (図2-17)．「目的外利用の原則禁止」(16条) も，「第三者提供の原則禁止」(23条) も，除外規定は同じ文言であるので，結局，個人情報保護法は，これらの当てはめに尽きる (開示問題を除く)．つまり，医療・介護者がこの"思考のプロセス"を経ていない場合は，個人情報の適切な処理をしていないということになる．

ただ，この当てはめ作業は，実際上は抽象的な表現に具体的な事例を当てはめるために，不確定ないし不確実な要素をぬぐいさることはできない．そこで実践的には，

- ひとりで判断せず，複数人で判断すること
- どのような過程でその考えに至ったのかを記録に残しておくこと

が必要となる ("2つのルール")．

このような"思考のプロセス"と"ルール"を経て出された結論は，ほとんどが正解となることが多いと思われ，仮に後で正解ではなかったとされても，それだけ配慮をしたことは，法的にも社会的にも十分評価される (法的には違法性を軽減する)．

ガイドラインやQ&Aは，社会に起こるすべての事例について網羅的に記載したものでありえないし，新しい事態に実務上迷う場合も多い．ガイドラインやQ&Aで想定されている事例そのものの場合は，それに従えば足りるといえるが，それらでは少しでも迷う場合は，必ずこの"思考のプロセス"(図2-17)を経て，"2つのルール"を守るのだということを心がけていれば，むやみに神経質になる必要はない．

つまり，個人情報保護を学ぶということは，この"思考のプロセス"と"ルール"を学ぶ

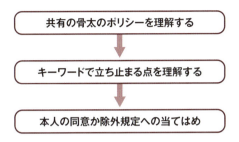

図 2-17　個人情報の適切な処理（"思考のプロセス"）

ということである．

> **COLUMN　目的外利用禁止（16条）および第三者提供禁止（23条）の除外規定**
>
> 一　法令に基づく場合
> 二　人の生命，身体又は財産の保護のために必要がある場合であって，本人の同意を得ることが困難であるとき
> 三　公衆衛生の向上又は児童の健全な育成の推進のために特に必要がある場合であって，本人の同意を得ることが困難であるとき
> 四　国の機関若しくは地方公共団体又はその委託を受けた者が法令の定める事務を遂行することに対して協力する必要がある場合であって，本人の同意を得ることにより当該事務の遂行に支障を及ぼすおそれがあるとき

(6) rule of who から rule of what に

　rule of who とは「誰かに任せておこう」という考え方を指す．たとえば，リスクマネジメントはリスク・マネジャーに任せる，個人情報保護はインフォメーション・マネジャーに任せるというものである．

　しかし，実際の医療事故は現場で起こり，医療情報や介護情報の流出は，職員の院外・施設外への無断持ち出しや置き忘れ，盗難というように，各職員のレベルで起こっている．また，個人情報管理者(院長等)がいくら従業者を監督する(21条)としても限度がある．

　そこで，各人が主役として，皆でつくり，守るルールによること，これを rule of what とよび，アメリカの HIPA 法や連邦厚生省令 Privacy Rule では，「何がよくて何がわるいかの行動準則」(rule of what，rule of conduct)を，中心的なインフォメーション・マネジメントの手法とする．

　これを介護の現場に当てはめると，個人個人の工夫ではなく，できれば職場でみなが情報の破棄や記録の書き換えの基準などのルールを共有することが望ましいことになる．

第2章 ● 日常ケアの介護倫理

(7) 医療の他の価値やルールとのバランスを考える

医療は長年の間，介護はこの10年間に，適切な価値やルールを育んできた．たとえば，患者に適切な医療を提供する(EBMやEBN：エビデンスにもとづいた医療や看護)他，安全な医療環境を整える，患者の自己決定を尊重するなどである．個人情報保護，すなわち患者の情報を尊重することも，これらのルールのひとつにすぎない．

そして，これは時に他のルールと相反することになる．たとえば，患者の名前を人前で呼ばないことは，患者の情報を尊重したことになるが，患者の取り違えの危険も高まる．そのため，個人情報保護法が施行されたからといって，患者の情報をひたすら保護する義務が課せられたわけではなく，医療・介護の他の価値やルールとのバランス・整合性だけを考えることが必要である．

---

3 Case-7，8，9へのコメント

それぞれの事例を考えるにあたって，ガイダンスのうち，介護に関連する記述とQ&Aにある参考となる記述をここに示す．

1 基本的考え方

個人情報の取り扱いについては，法第3条において「個人情報が，個人の人格尊重の理念のもとに慎重に取り扱われるべきものである」とされていることをふまえ，個人情報を取り扱うすべての者は，その目的や様態を問わず，個人情報の性格と重要性を十分認識し，その適正な取り扱いを図らなければならない．

とくに医療分野は，「個人情報の保護に関する基本方針」(2004年4月2日閣議決定．以下，基本方針)および国会における附帯決議において，個人情報の性質や利用方法などから，適正な取り扱いの厳格な実施を確保する必要がある分野のひとつであると指摘されており，各医療機関などにおける積極的な取り組みが求められている．

また，介護分野においても，介護関係事業者は，多数の利用者やその家族について，他人が容易には知り得ないような個人情報を詳細に知り得る立場にあり，医療分野と同様に個人情報の適正な取り扱いが求められる分野と考えられる．

これらにより，ガイドラインでは，法の趣旨をふまえ，医療・介護関係事業者における個人情報の適正な取り扱いが確保されるよう，遵守すべき事項および遵守することが望ましい事項をできるかぎり具体的に示している．各医療・介護関係事業者においては，法令，基本方針およびガイドラインの趣旨をふまえ，個人情報の適正な取り扱いに取り組む必要がある．

2 参考となるQ&A

「『医療・介護関係事業者における個人情報の適切な取扱いのためのガイダンス』に関するQ&A」より，参考となるいくつかの項目を以下に抜粋する．

Q　医療・介護関係事業者において取り扱う「要配慮個人情報」には，具体的にどのようなものがありますか

A　「要配慮個人情報」とは，不当な差別や偏見その他不利益が生じないようにその取扱いに特に配慮を要するものとして法律，政令及び規則で定める記述が含まれる個人情報をいいます．要配慮個人情報の取得や第三者提供には，原則として本人の同意が必要であり，法第２３条第２項の規定による第三者提供（オプトアウトによる第三者提供）は認められておりません．

　医療・介護関係事業者が取り扱う「要配慮個人情報」の具体的な内容としては，診療録等の診療記録や介護関係記録に記載された病歴，診療や調剤の過程で，患者の身体状況，病状，治療等について，医療従事者が知り得た診療情報や調剤情報，健康診断の結果及び保健指導の内容，障害（身体障害，知的障害，精神障害等）の事実，犯罪により害を被った事実などがあります．

Q　取り扱う個人情報の数が少ない小規模の医療・介護関係事業者は，個人情報保護法の対象外ですか

A　改正前の個人情報保護法では，取り扱う個人データの数が過去６ヶ月間に一度も5000件を超えたことがない小規模事業者は，個人情報事業者としての義務等は課せられないこととなっていましたが，法改正に伴い，当該規定は廃止されました．したがって，取り扱う個人データの数にかかわらず，個人情報データベース等を事業の用に供する全ての個人情報取扱事業者（個人情報保護法第２条第５項に掲げるものを除く．）が，個人情報保護法の対象となります．

Q　病診連携の一環として，紹介を受けた患者の診療情報，検査結果，所見等を紹介元医療機関に対して情報提供を行っていますが，実施に当たっての留意点は何ですか

A　紹介元医療機関に対する患者への医療の提供のために必要な情報提供は，「他の医療機関等との連携を図ること」に該当し，本ガイダンス３４ページに示す院内掲示を行っている場合には，本人の黙示による同意が得られているものと考えます（当該内容の利用目的を院内掲示していない場合には本人の同意を得ることが必要です）．

　なお，情報提供の方法は，書類の郵送，電子ディスクの郵送，通信回線による電子送信等，様々な方法が考えられますが，いずれの場合でも安全管理措置の徹底が必要です．

Q　介護保険施設の入所者が，他の介護保険施設に移動する際に，移動先の施設の求めに応じて入所者の個人情報の提供を行う場合は，本人の同意は必要なのでしょうか

A　特別養護老人ホーム，介護老人保健施設及び介護療養型医療施設については，「指定介護老人福祉施設の人員，設備及び運営に関する基準」などそれぞれの指定基準において，「居宅介護支援事業者等に対して，入所者に関する情報を提供する際には，あらかじめ文

書により入所者の同意を得ておかなければならない.」とされています.（例：指定介護老人福祉施設の人員，設備及び運営に関する基準第３０条第３項）

　このため，移動先の施設から，利用者の心身の状況等の個人情報を求められた場合については，指定基準に基づいて，あらかじめ文書により入所者の同意を得る必要があります.

Q　高齢者虐待事例の解決に当たって，担当ケアマネジャーなどの関係機関に高齢者の個人情報を提供する場合，高齢者本人の同意を得ることが難しいケースがありますが，高齢者本人の同意が得られないと情報提供はできないのでしょうか

A　高齢者虐待については，市町村，担当ケアマネジャーや介護サービス事業者が十分に連携して解決に当たることが必要です.事案によっては高齢者本人の同意を得ることが困難なケースが考えられますが，高齢者本人の生命，身体，財産の保護のために必要である場合は，個人情報保護法第２３条第１項第２号（人の生命，身体又は財産の保護のために必要がある場合であって，本人の同意を得ることが困難であるとき）に該当するものとして，高齢者本人の同意が得られなくても，関係機関に情報提供を行うことが可能です.

（個人情報保護委員会・厚生労働省：「『医療・介護関係事業者における個人情報の適切な取扱いのためのガイダンス』に関するＱ＆Ａ」より）

文献
1）前田雅英：条解刑法.第２版,弘文堂, 2007.

ethics 8

「休みなしの長時間労働で疲れがとれません」

介護者の労働環境

- 「介護施設においては当然 24 時間体制が要求されますし，また，医療においても在宅療養支援診療所の制度が新設され，在宅介護における介護従事者の労働条件は，ますます厳しくなってきています．現状の介護は，介護従事者の"徳"や"善意"に依存していると言わざるを得ません」

- 「しかし，介護者の"徳"に甘えて，労働環境を無視はできません．よいケアをするためには，生きいきと介護労働ができることが必要です．介護は長期にわたり，高齢者本人の QOL だけでなく，家族の QOL および介護提供者の QWL（quality of working life）も重要なのです」

・ Key Point ・

① 法には責任追及だけでなく，労働者を守る側面がある

② 労働者を保護する目的で労働三法があり．そのなかでもとくに，労働基準法と，「訪問介護労働者の法定労働条件の確保について」という通達は知っておく価値がある．また，これを受けて，厚生労働省が作成した 2014（平成 26）年 3 月の「介護労働者の労働条件の確保・改善のポイント」が理解しやすい

③ 介護労働者として働く条件を自ら整えることは，労働者の権利でもあり，義務でもある

・ Key Word ・

QOL・QWL（quality of working life）・労働基準法・労働安全衛生法・「訪問介護労働者の法定労働条件の確保について」（2004 年 8 月）・「介護労働者の労働条件の確保・改善のポイント」（2014 年 3 月）

Case-10　介護従事者の労働荷重

介護保険施設の従事者・施設管理者であるJさんは，介護に携わって8年間，お年寄りとの触れ合いを大切に個人個人に合わせたケアを懸命に行って，あっという間に8年が過ぎた．

でも最近は，長時間の仕事で疲れがとれず，体力勝負の労働に厳しさを感じている．他のスタッフからも休みが取りにくいことへの不満や長時間労働に対する問題で相談が後をたたない．

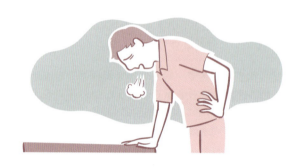

1　倫理的・法的問題点に気づく

- （当たり前であるが）介護従事者も労働者であること
- 介護従事者を支える法律の存在に気づく
- 労働者が生きいきと働く条件を整備することは，権利であり義務である

いくつかの倫理問題や法問題があることに気づいていただきたい．まず，これまで医療・介護において（筆者からみれば）タブー視されてきた，労働者の労働条件について考えてみることにしたい．標語的にいえば，ケア提供者のQWL（後述）を考えるということである．そのためには誰もが問題と考えながら，職場や労働の現場からなかなか声をあげることができなかったという現実から見つめ直すことが必要である．

その原因は，医療・介護者が，ひとりの"労働者"としての自覚をもって，職場や労働の現実への改善に対して，なかなか意見を言えなかったことにあるだろう．介護労働者の気持ちに沿って理由を考えると，①職場の改善をもち出すことは，本人の能力のなさを露見するものとして避ける雰囲気があった，②訪問介護事業所には小規模な所が多く，労働の条件の改善を求めることは難しかった，③労働内容は一人ひとりの介護を受ける被介護者ごとに異なり，被介護者の状況に応じたケアの提供が優先して求められ，ケア提供者の労働条件は優先順位が低かった．また，個別であるがゆえに，なかなか理解してもらえるような改善の提

案がむずかしかった，などが考えられる．

　しかし，この考え方は，医療・介護者がひとりの労働者として適正な労働条件・環境で労働することは何のためにあるのかということの洞察に欠ける考えといえよう．つまり，患者・高齢者らのケア・介護の質を高める（安全・満足）ことと，労働との関係を考えることである．確かに問題の改善や解決のためには，関係者の仕事の役割分担や連携の見直しを行うことや，費用等の関係などで忍耐強い作業が求められる．とくに，ひとりではできない連携の見直しなどは，人員体勢にかかわるために意見を言いにくい（また，誰に言っていいのかわかりづらい）点があるのは否めない．

　しかし，自らがひとりの労働者として生きいきと労働できること（QWL）が，患者・高齢者のケア・安全に結びつくという自覚があるなら，むしろ“一人ひとりの労働者の働く環境の整備”を求めることは労働者の権利にとどまらず，患者・高齢者にケアを提供する労働者にとって義務でもあると考えられる．

　もっともこの問題は，検討すべき課題としてようやく議論されるようになったばかりで，その領域の広がりや，解決のための方法論が確立しているわけではない．ここでは，この問題を考えるにあたり最低限必要な労働者を守る労働法制度を中心にみていく．

2　介護に関係する法的基礎知識

1．介護従事者も労働者　労働条件の整備を求めるのは権利である ……

　医師や看護師，そして介護従事者の過重勤務はしばしば指摘されてきた．こうしたなか，最高裁判所（2005 年 6 月 3 日第二小法廷判決）は，研修医を“労働者”と認める次のような判決を出した．

　本事案は，1998 年に大学医学部を卒業，医師国家試験に合格後，大学附属病院（耳鼻咽喉科）に研修医として所属していた A さんが，早朝から夜間の連日の研修（裁判所の事実認定では，1 月 300 時間，残業も 150 時間を超えていたとされている）を受け，急性心筋梗塞（疑い）で死亡（当時 26 歳）したことをきっかけとするものである．

　A さんの父親は社会保険労務士であり，独自の着想でいくつかの訴訟を提起した．まず，労働基準監督署より，A さんには過労死の労災認定がなされた[*1]．

　そして，訴訟となったのは，過労死認定以外で，

①死亡につき，大学に対して安全配慮義務違反にもとづく損害賠償

（すでに裁判所は，この大学に 1 億 3,500 万円余の支払を命じている）

②最低賃金法所定の最低賃金額を下回る給与額しか支払われなかったとして，大学に対

第2章 ● 日常ケアの介護倫理

して差額賃金の支払を請求
③大学は私立学校教職員共済法にもとづく共済制度に加入させる義務を怠ったとして，大学に対して遺族共済年金相当額につき損害賠償請求
を求めるものである.
　争点は，研修には臨床医として必要な医学知識・経験などの獲得という教育的側面があり，それをどこまで考慮するか（労働か，教育か）という点であったが，医学部教育における臨床学習とは異なり，研修医はすでに取得している医師免許にもとづき医療労務を提供しているという点を重視し，労働者と認められた.

　最高裁判決の核となる部分を引用すると，「研修医は，医師国家試験に合格し，医籍に登録されて，厚生大臣の免許を受けた医師であって（医師法2条，5条），医療行為を業として行う資格を有しているものである（同法17条）ところ，同法16条の2第1項は，医師は，免許を受けた後も，2年以上大学の医学部もしくは大学附置の研究所の附属施設である病院または厚生大臣の指定する病院において，臨床研修を行うように努めるものとすると定めている．この臨床研修は，医師の資質の向上を図ることを目的とするものであり，教育的な側面を有しているが，そのプログラムに従い，臨床研修指導医の指導のもとに，研修医が医療行為等に従事することを予定している．そして，研修医がこのようにして医療行為等に従事する場合には，これらの行為等は病院の開設者のための労務の遂行という側面を不可避的に有することとなるのであり，病院の開設者の指揮監督のもとにこれを行ったと評価することができるかぎり，上記研修医は労働基準法9条所定の労働者に当たるものというべきである」となる.
　この判例は，直接には，あいまいな身分のまま医療機関で働く研修医を“労働者”と認めた最高裁初の判断であり，医療の現場では，研修医に限らず，医療職が職務に相応しい労働者として権利を守られるべきであり，そしてさらにいえば，介護に携わる者も労働者という，当然といえば当然な考えの広まりに大きな影響を与えるものと思われる.
　つまり，医療・介護者も当然のごとく労働者であり，労働者である以上，職場や働く現場の環境整備を求めることは当然の権利といえよう.

2. QWL という発想の共有

　医療だけではなく，介護でも人手不足はいま始まったわけではないが，最近の医療・介護の経営や保険・介護点数の変更から，そのしわ寄せが，現場，とくに臨床看護師や介護従事者に及んでいるように思われてならない．今般の医療関連法の改正もこれを推し進めるものと思われるが，ケア従事者として今後，このような大きな流れから，自分自身や患者・高齢者を守るために，どのようなことをすればいいのだろうか.
　まず，厚生労働省の施策についてみておこう．医療職に限らない全職種について，厚生労働省は以下のような施策を実施している．代表的なものをあげると，

100

① 2000年8月　　　「事業場における労働者の心の健康づくりのための指針」
② 2001年12月「職場における自殺の予防と対応」(自殺予防マニュアル)
③ 2001年11月「脳・心臓疾患の認定基準に関する専門検討会報告書」
④ 2002年2月「過重労働による健康障害防止のための総合対策」
⑤ 2004年8月「過重労働・メンタルヘルス対策の在り方に係る検討会報告書」
⑥ 2006年1月「今後の労働時間制度に関する研究会報告書」

がある(なお,2006年に労働安全衛生法が一部改正されている).

　その後,社会での時間外労働が過労死を起こしているという批判のなか,働き方改革実行計画(平成29年3月28日,働き方改革実現会議決定)が作成され,その後,新たな医療の在り方をふまえた医師・看護等の働き方ビジョン検討会報告書(平成29年4月6日)が発出され,医師の働き方改革に関する検討会が,今後の労働のあり方について検討している.

　しかし,これら方策の主眼は,労働が"疾患(過労死等)や事故(自殺)"に結びつくことを防止することを中心課題にしており,その前の段階である"労働者が「生きいきとして労働する(quality of working life;QWL)」こと"には関心を払っていないようにみえる.だが,介護労働者が過労死や自殺に追い込まれることはそもそも言語道断としても,その前段階で介護労働者のQWLが保障されていなければ,本当に良質のケアを提供できない.疲れていればミスも起こるし,自らが楽しく生きいきと労働していなければ,ケアを受ける高齢者を傷つける(心無いひと言,手抜きのケアなど)ことにもなりかねない.

　つまり,労働条件や環境が劣悪であればケアの質が低下し,そのしわ寄せは,結局のところケアを受ける利用者や家族が負担する.とすれば,介護の労働条件を整備するために声をあげることは,介護労働者の義務であるともいえるだろう.

3. 法が労働者を守る

　ここで,法が労働者を守るという観点から説明をしたい.法というと,責任追及と思うかもしれないが,労働者を支える意味をもつ,労働3法(労働組合法,労働基準法,労働安全衛生法)というものがある.

　労働組合法は,労働者が使用者との交渉において対等の立場に立つことを促進し,労働者の地位を向上させ,労働者がその労働条件について交渉するために労働組合を組織し,団結することを守り,労働協約の締結のために団体交渉をすることなどを保障した法律である.労働組合の結成の保障,使用者との団体交渉やストライキなど労働争議に対する刑事上・民事上の免責要件などが定められている.

　労働安全衛生法は,労働災害の防止のための危害防止基準の確立,責任体制の確立,責任体制の明確化および自主的活動の促進の措置を講ずるなど,その防止に関する総合的計画的な対策を推進し,職場の労働者の安全と健康を確保し,快適な作業環境の形成を促進する.

　この法は,

- 労働大臣による労働災害防止計画の策定
- 事業者による安全衛生体制の確立

第2章 ● 日常ケアの介護倫理

- 労働者の危険または健康障害を防止するための措置
- 機械および有害物に関する規制
- 労働者の就業に当たっての措置
- 健康管理

などの規定を定めている.

労働基準法は,憲法27条2項(勤労条件の法定の原則)にもとづき,労働者の労働条件の最低基準を定める基本法である.均等待遇の原則や男女同一賃金の原則など労働に関する基本原則(労働憲章)を明示した総則に続き,

- 労働契約(2章)
- 賃金(3章)
- 労働時間,休憩,休日,年次有給休暇(4章)
- 安全・衛生(5章)
- 女子・年少者(6章)
- 技能者の養成(7章)
- 災害補償(8章)
- 就業規則(9章)
- 寄宿舎(10章)
- 監督機関(11章)

などに関する規定を置いている.

本法律の大きな効果は,①法に定められている基準以下で労働者を使用した使用者には罰則が規定されている(13章),②同時にその労働契約も無効となり,無効となった部分は本法の基準がそのまま契約の内容となる(強行法規性という)ことにある.

---

3 Case-10へのコメント

Jさんの事例を考えるには,法は介護労働者の労働条件について,いったいどのような保護の規定を有しているかを知ることが必要である.そこで,ここでは訪問介護労働者に焦点を置いて説明する.

この問題を考えるにあたり,参考となる2004年8月27日付通達「訪問介護労働者の法定労働条件の確保について」を,以下のQ&A方式に作り直して解説したので,具体的な問いと解答として考えていただきたい.

Q　この通達が出された背景は？

A　2000年の介護保険法の施行以来，訪問介護事業を営む事業所数は増加を続けているが，訪問介護事業においては，事業特有の勤務実態があることや，事業開始後間もない事業所が少なくないことから，賃金，労働時間など労働基準法等の法令に関する理解が必ずしも十分でない状況もみられる．訪問介護労働者が訪問介護の業務に従事していくうえで，とくに重要と思われる労働基準法等の法令の適用の理解をしてもらうために，発出された通達である．

Q　通達は訪問介護労働者を対象としており，「委任」「委託」「登録型」という名前がつけられているが，その適用の範囲は？

A　通達でいう訪問介護労働者は，①訪問介護事業に使用されるもので，②介護保険法に定める訪問介護に従事する訪問介護員・介護福祉士，あるいは高齢者・障害者等の居宅において，入浴・食事などの介護や日常生活上の世話を行う業務に従事する労働者を指す．

Q　労働基準法上の「労働者」に該当するのか？

A　労働基準法の労働者は，当該事業者における使用者の指揮監督に服しているかによる．介護保険法にもとづく訪問介護の業務に従事する訪問介護員については，通常，労働者に該当する．なお，労働基準法9条「この法律で使用者とは，事業主または事業の経営担当者その他その事業の労働者に関する事項について，事業主のために行為をするすべての者をいう」とあり，具体的に労働者として該当するかは，職業の種類を問わず，事業または事務所に使用され，賃金を支払われる者である．

　とくに「労働者性」の判断は，①労務提供の形態が指揮監督下の労働であること，②報酬が労務の対償として支払われていることによって判断される．そして，労働者となれば，労働基準法に定める基準に満たない労働条件は無効であり，無効となった部分は，同法に定める基準が適用さる．たとえば，「年次有給休暇は雇入の日から起算して3年目から与える」と就業規則等で規定しても無効となり，労働基準法39条にもとづいて「年次有給休暇は6か月経過後から与える」に自動的に修正される（前述の強行法規性）．

Q　労働条件を明示すべきとされているが，それはどのようなことなのか？

A　使用者は，労働契約の締結に際し，訪問介護労働者に対して，賃金・労働時間などの労働条件を明示しなければならない（法15条）し，その明示の仕方については，次のような留意が必要である．

　　①労働契約の期間に関する事項．労働契約の期間の定めの有無，期間の定めのある労働契約の場合はその期間を明確に定めること

　　②就業の場所および従事すべき業務，労働日（休日以外の日）並びにその始業および終業の時刻，休憩時間に関する事項

そして，期間の定めのある労働契約（有期労働契約）を締結する場合は，「有期労働契約の締結，更新及び雇止めに関する基準」（p105 の COLUMN を参照）を守らなければならない．

Q　訪問介護の労働時間はどのように計算されるのか？

A　訪問介護の業務に直接従事する時間だけではなく，移動時間・業務報告書等の作成時間・待機時間・研修時間も，一定の場合は労働時間に入る．

- ・移動時間（事業場・集合場所・利用者間の相互間を移動する時間）は，使用者が業務に従事するために必要な移動を命じている場合には，労働時間に該当する
- ・業務報告書の作成時間は，作成が介護保険制度や業務規定により義務づけられている場合で，使用者の指揮のもと，事業所や利用者宅で作成している場合は該当する
- ・待機時間は，使用者が急な需要に対応するために待機を命じ，そのために自由な時間利用ができない場合は該当する
- ・研修時間は，使用者の指示にもとづく場合はもちろん，その研修を受けないと不利益を被ることから，実質的に指示あるものと考えられる研修に参加した場合，該当する

Q　休業手当はどうなっているのか？

A　使用者側の理由で，訪問介護労働者を休業せざるをえなかった場合は，使用者は休業手当として平均賃金の 100 分の 60 以上の手当を支払わなければならない（法 26 条）．なお，使用者側の理由（法的には「責に帰すべき事由」と言う）には，利用者からのキャンセルや日程変更は含まれない．

Q　年次休暇はどうなっているのか？

A　短期間の労働契約を繰り返し更新している訪問介護労働者であっても，雇入れの日から起算して 6 月間継続して勤務し，全労働日の 8 割以上出勤した場合は，年次休暇を与えなければならない（法 39 条）し，労働日数が少ない労働者にもその労働日数に応じた年次休暇を与えなければならない．

COLUMN 有期労働契約の締結，更新及び雇止めに関する基準（要旨）

〈平成15年厚生労働省告示第357号〉

1 契約締結時の明示事項等

(1)使用者は，有期契約労働者に対して，契約の締結時にその契約の更新の有無を明示しなければならない

(2)使用者が，有期労働契約を更新する場合があると明示したときは，労働者に対して，契約を更新する場合の判断の基準（注1）を明示しなければならない

(3)使用者は，有期労働契約の締結後に(1)または(2)について変更する場合には，労働者に対して，速やかにその内容を明示しなければならない

2 雇止めの予告

使用者は，契約締結時に，その契約を更新する旨明示していた有期労働契約（締結している労働者を1年を超えて継続して雇用している場合に限る）を更新しない場合には，少なくとも契約の期間が満了する日の30日前までに，その予告をしなければならない

3 雇止めの理由の明示

使用者は，雇止めの予告後に労働者が雇止めの理由（注2）について証明書を請求した場合は，遅滞なくこれを交付しなければならない．また，雇止めの後に労働者から請求された場合も同様である

4 契約期間についての配慮

使用者は，契約を1回以上更新し，1年を超えて継続して雇用している有期契約労働者との契約を更新しようとする場合は，契約の実態およびその労働者の希望に応じて，契約期間をできる限り長くするよう努めなければならない．

（注1　判断の基準の例）
・契約期間満了時の業務の量により判断する
・労働者の勤務成績，態度により判断する
・労働者の能力により判断する
・会社の経営状況により判断する
・従事している業務の進捗状況により判断する

（注2　雇止め理由の例）
・前回の契約更新時に，本契約を更新しないことが合意されていたため
・契約締結当初から更新回数の上限を設けており，本契約は当該上限に係るものであるため
・担当していた業務が終了・中止したため
・事業縮小のため
・業務を遂行する能力が十分ではないと認められるため
・職務命令に対する違反行為を行ったこと，無断欠勤をしたこと等勤務不良のため

厚生労働省が作った平成26年3月の「介護労働者の労働条件の確保・改善のポイント」を
もとにその要約を示す。

Ⅰ 介護労働者全体（訪問・施設）に共通する事項

(1)労働条件の明示について

Point 1　労働条件は書面で明示しましょう　→　労働基準法第 15 条

Point 2　契約の更新に関する事項も明示しましょう　→　労働基準法施行規則第 5 条

(2)就業規則について

Point 1　就業規則を作成し，届け出ましょう　→　労働基準法第 89 条

Point 2　適正な内容の就業規則を作成しましょう　→　労働基準法第 92 条

Point 3　就業規則を労働者に周知しましょう　→　労働基準法第 106 条

(3)労働時間について

Point 1　労働時間の適正な取扱いを徹底しましょう　→　労働基準法第 32 条など

Point 2　労働時間を適正に把握しましょう　→　労働基準法第 32 条,「労働時間の適正
な把握のために使用者が講ずべき措置に関するガイドライン」（平成 29 年 1 月
20 日付け基発 0120 第 3 号）

Point 3　変形労働時間制等は正しく運用しましょう　→　労働基準法第 32 条の 2, 第
32 条の 4 ほか

Point 4　36 協定を締結・届出しましょう　→　労働基準法第 36 条

Point 5　時間外労働等は 36 協定の範囲内にしましょう　→　労働基準法第 32 条, 第
36 条

(4) 休憩・休日について

Point 1　休憩は確実に取得できるようにしましょう　→　労働基準法第 34 条

Point 2　夜間勤務者等の法定休日を確保しましょう　→　労働基準法第 35 条

(5)賃金について

Point 1　労働時間に応じた賃金を，適正に支払いましょう　→　労働基準法第 24 条

Point 2　時間外・深夜割増賃金を支払いましょう　→　労働基準法第 37 条

Point 3　最低賃金以上の賃金を支払いましょう　→　最低賃金法第 4 条

(6)年次有給休暇について

Point 1　非正規労働者にも年次有給休暇を付与しましょう　→　労働基準法第 39 条

Point 2　年次有給休暇の取得を抑制する不利益取扱いは しないようにしましょう　→
労働基準法第 136 条

(7)解雇・雇止めについて

Point 1　解雇・雇止めを行う場合は，予告等の手続を取りましょう　→　労働基準法第
20 条, 労働契約法第 19 条, 有期労働契約の締結, 更新及び雇止めに関する
基準第 1 条ほか

Point 2　解雇について労働契約法の規定を守りましょう　→労働契約法第 16 条，第 17
条第 1 項

(8)労働者名簿，賃金台帳について

Ⅰ 介護労働者全体(訪問・施設)に共通する事項

Point 1　労働者名簿，賃金台帳を作成，保存しましょう　→　労働基準法第 107 条,
第 108 条，第 109 条

(9)安全衛生の確保について

Point 1　衛生管理体制を整備しましょう　→　労働安全衛生法第 12 条，第 12 条の 2,
第 13 条，第 18 条ほか

Point 2　健康診断を確実に実施しましょう　→　労働安全衛生法第 66 条,第 66 条の 4,
労働安全衛生規則第 43 条，第 44 条，第 45 条，第 51 条の 2 ほか

Point 3　ストレスチェックを実施しましょう　→　労働安全衛生法第 66 条の 10，労働
安全衛生規則第 52 条の 9 ほか

Point 4　過重労働による健康障害を防止しましょう　→　過重労働による健康障害を防
止するため事業者が講ずべき措置，労働安全衛生法第 66 条の 8 ほか

Point 5　労働災害の防止に努めましょう

(10)労働保険について

Point 1　労働保険の手続を取りましょう

Ⅱ 訪問介護労働者に関する事項

Point 1　訪問介護労働者にも就業規則を周知しましょう　→　労働基準法第 106 条

Point 2　休業手当を適正に支払いましょう　→　労働基準法第 26 条

Point 3　移動時間等が労働時間に当たる場合には，これを 労働時間として適正に把握
しましょう　→　労働基準法第 32 条ほか

第3章

終末期ケアの
介護倫理

ethics
1

「早くお父さんにお迎えに
来てほしいの」

終末期ケア

- 「今後，施設における看取りだけでなく，在宅における看取りも増加すると予測されています．そして，認知症終末期などに PEG をしているケースも増えています．家族も『お腹に穴を開けるのはかわいそうだが，長生きもしてもらいたい』と考え悩んでいます」

- 「本人の事前意思がはっきりと "PEG を拒否" している場合であっても，それが本人の最善の利益に沿わない場合や，家族の意向と異なっている場合には，困難な問題を突きつけられることになります．それは医学的問題だけでなく，感情的問題・倫理的問題・法的問題まで広く及びます」

• Key Point •

① "看取り" には，医学的問題だけでなく，倫理的問題や法的問題も内在している

② "患者本人の（事前）意思によって延命治療をしないこと" と "安楽死" は，まったく異なる概念である

③ 倫理的に区別しにくい概念について整理しておく．"中止" と "差し控え" "通常の医療" "通常でない医療" "意図" と "予見"

④ 延命治療をしないで "看取り" に入るためには，
　　ⅰ）治療が無益であること・終末期であること
　　ⅱ）患者本人の意思があること
　　ⅲ）家族の意思（同意）があること
　　ⅳ）公正な手続きが踏まれていること　　が重要である

⑤ 認知症終末期において，緩和ケアの概念を取り入れることは，高齢者の尊厳により配慮できる可能性がある．それは "よく生きること" を意識した "快適ケア" が中心となる

⑥ 終末期ケアにおける意思決定のプロセスは，評価 Assessment ⇒情報開示 Disclosure ⇒話し合い Discussion ⇒コンフリクトの解決⇒患者・家族との合意形成 Consensus　の過程を繰り返すサイクルである

⑦ 事前指示書は，患者の自己決定権を尊重し，家族の苦悩を和らげる点で有用である．また，

作成のプロセスにおけるコミュニケーションは信頼関係を深めることになる

(• Key Word •)

看取り・積極的安楽死・消極的安楽死・「患者の意思によって延命治療をしないこと」・尊厳死・
二重結果の理論・ナンシー・クルーザン裁判・東海大学事件判決・終末期認知症の緩和ケア・
心肺蘇生術 CPR・DNAR・人工的水分栄養補給・PEG・evidence based ethics・協働的
合意形成アプローチ・倫理コンサルテーション・倫理委員会・ADR 裁判外紛争解決・事前指
示書

Case-11 「早くお父さんにお迎えに来てほしいの」

　88 歳になる K さんは，介護施設に入所して 6 年になる．最初の頃は，毎日小奇麗に身
繕いをし，入浴も喜んでいたが，4 年前頃から季節に合った洋服を選べず，入浴もなだめ
すかしての説得が必要となった．彼女は自分のこと以外に注意を向けることができず，集
中力がなく，気分の変動も大きかった（FAST 分類 5）．

　K さんは元高校教師で，長男と長女（別居）がいる．夫とは 8 年前に死別．その 1 年後，
彼女は初期アルツハイマー病の診断を受けた．自立心が強く知的な女性であった K さんは，
その後 1 年間はひとりで自宅で過ごしていたが，物忘れがひどくなり，買い物や家計に関
することができなくなり，子どもたちの勧めにしたがって施設入所となった．

　K さんはアルツハイマー病と診断される前に，終末期延命治療に関する公正証書（宣言
証書の形式）を作成していた．その内容は以下のとおりである．
『私は主治医に対して，もし回復不能な末期状態で死が間近に迫ったとき，あるいは永続
的意識障害で回復の見込みがないとき，単に死の過程を引き延ばすためだけの治療行為を
差し控え・中止することを望みます．それらには，心肺蘇生術・人工呼吸器・人工的水分
栄養補給・抗菌薬による治療を含みます．ただし，私自身を快適に保つこと，そして，た
とえそれが私の死を早める結果になっても，最大限の疼痛緩和処置は望みます』

　施設入所間もない頃，友人もいない急激な環境の変化に，K さんは「早くお迎えが来て
ほしい」と長男に漏らしたことがあった．食も細く，家族が好物を持って来てもあまり食は
進まなかった．スタッフや家族が栄養状態を心配して説得しても，「早くお父さんにお迎え
に来てほしいの」と弱々しく言うだけだった．

　アルツハイマー病は徐々に進行し，1 年前からは尿便の失禁もみられ，発語が少なく，
叫び声や意味不明のぶつぶつを言っており，ほとんど寝たきりとなった．食事は嚥下に時
間がかかるようになり，最近では随意的な嚥下が困難でむせることが多く，経口で与えた
水分を反射的に嚥下する程度となった（FAST 分類 7）．

　このままでは栄養不良で死んでしまうことを危惧した施設の医師は，経管栄養を提案し

たが，終末期延命治療に関する彼女の願望が文書で残されていることを知っている家族・介護スタッフは，どうすることが最善なのか困惑している．

　長男は自立心の強かった母親の意向に沿うほうがよいと考え，また，一度PEG[*1]による経管栄養を実施すれば外せないだろうと考えた．長女は餓死しないように経管栄養をしたほうがよいと考えているが，心は揺れ動いている．

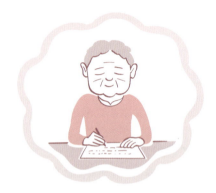

1　臨床倫理の基礎知識

　近代医学が発達する前までは，人びとは自然の経過で死の床に就き，心臓が止まり，呼吸が止まり，世を去っていったため，延命治療を受けるかどうかという難しい問題を考える必要はなかった．しかし，いま，私たちは人工呼吸器・人工的水分栄養補給をはじめ，さまざまな延命治療の手段をもち，意識がない状態でも心臓を動かし続けておいたり，人工的に呼吸をさせたり，栄養を補給することができるようになった．これらの医療技術は，多くの人びとの命を救うことに役立ってきた．しかし，同時に，終末期における延命治療の問題に直面せざるをえなくなった．ゆっくり進行する老衰や，認知症終末期の"看取り"にとってこれらの救命治療処置が本当に有用かどうかは，一度立ち止まって，ゆっくり考えてみる必要がある．

1．"看取り"ということが指し示す意味

(1) "看取り"とは，自然の経過で死にゆく高齢者を見守るケアをすること

　"看取り"という言葉は，日本語特有の言い回しであり，その指し示すものはあいまいである．たとえば，「妻は夫の最期を看取った」というように死亡時に同席できたという意味合いもあるし，「当院の在宅看取りの症例数は何例」というように医療側の死亡診断を指すこともあるし，また，「看取り介護」というようにもう少し長いスパンを指すこともある．

　海外においては"看取り"の直訳に相当する単語はなく，終末期ケアend-of-life care，延命治療の差し控え・中止 withholding and withdrawing life-prolonging treatment，緩和ケ

ア palliative care, ホスピスケア hospice care などが"看取り"の状況において用いられている. つまり,"看取り"とは,「積極的な延命治療をしないで, 自然の経過で死にゆく高齢者を見守るケアをすること」であるという意味合いを含んでいる.

(2)"看取り"に内在する倫理的・医学的・法的問題を意識すること

"看取り"という言葉には,"平穏な死""自然な死"などのイメージがあり, 倫理的問題や法的問題とは無縁のように思われがちである. しかし, それらに内在する倫理的・法的問題に意識的になり, つねに「今自身が実践していることは倫理的に適切か? 患者の最善の利益に寄与しているか?」ということを心に留めて高齢者に接することが適切な"看取り"を実践し, 高齢者の尊厳に配慮することになる.

医学的にも, 倫理的にも, 適切な"看取り"に入るための条件とは, ①医学的に終末期であること, 治療の無益性が明確であること, ②これ以上の積極的治療を望まないという本人意思があること, ③家族も同意していること, ④意思決定に際して手続き的公正性が確保されていることである. すなわち, 医学的視点, 倫理的視点と法的視点のバランスがとれていることが重要である(図 3-1).

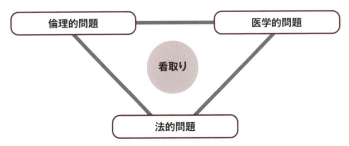

図 3-1　看取りに内在する倫理的・医学的・法的問題

2."安楽死"と"患者の意思によって延命治療をしないこと"

まず,"安楽死"と"患者の(事前)意思によって延命治療をしないこと"は, まったく異なる概念であることを明確にする.

①**積極的安楽死 active euthanasia**
　"患者の命"を終わらせる目的で「何かをする」
②**消極的安楽死 passive euthanasia**
　"患者の命"を終わらせる目的で「何かをしない」
③**(本人の意思・事前指示によって)延命治療をしないこと**
　患者が"最期の瞬間まで尊厳をもって生きるため", 本人の「延命治療を止めて, 病状を自然の経過に戻す」という意思を尊重

(1) 積極的安楽死

積極的安楽死active euthanasia は,患者の命を終わらせる目的で「何かをする」ことである.さらに,積極的安楽死は,以下のように区分される.

- 自発的安楽死 voluntary euthanasia　意思決定能力を備えた成人が自らの意思で死を望んでいる場合
- 非自発的安楽死 non-voluntary euthanasia　本人に判断能力がなく意向を表明できない場合
- 反自発的安楽死 involuntary euthanasia　意思決定能力を備えた本人の意向に反する場合

「積極的安楽死」は,倫理的にはいかなる理由があっても禁止されていると考えてよいが,次のような見解もある.

積極的安楽死の4要件（東海大学事件，1995年）

① 患者が耐えがたい肉体的苦痛に苦しんでいる

② 死が避けられず,その死期が迫っていること

③ 患者の肉体的苦痛を除去・緩和するために,方法を尽くし,他に代替手段がないこと

④ 生命の短縮を承諾する患者の明示の意思表示があること

---

(2) 消極的安楽死

消極的安楽死 passive euthanasia は,患者の命を終わらせる目的で「何か(治療)をしない」ことである.積極的安楽死と同様に,自発的安楽死,非自発的安楽死,反自発的安楽死に区別される.また,消極的安楽死は後述の理由で,「患者の自己決定によって延命治療をしないこと」とは異なると考えられる.

(3) 患者意思によって延命治療をしないこと

延命治療がもはや無益と判断された場合,患者が最期のときまで"自分らしく"尊厳をもって生きるために,本人意思(自己決定)を尊重し,「延命治療をやめて病状を自然の状態に戻す」ことである.

(4) "消極的安楽死"と"患者意思によって延命治療をしないこと"との違い

「消極的安楽死」と「患者意思によって延命治療をしないこと」とは,行為者である医師の「意図」が異なるといえる.すなわち,患者の命を終わらせようとする意図や目的がある場合は"安楽死"であり,それに対して,患者本人に延命治療拒否の(事前)意思があり,その意思を尊

重しよう，患者の苦痛を除いてあげようという意図・目的のもとに延命治療を差し控え・中止する場合は「患者意思によって延命治療をしないこと」である．患者の"命"を終わらせる目的ではないので，「消極的安楽死」とは異なる概念であると考えられる．

　したがって，「患者意思によって延命治療をしないこと」は，無益な延命治療は中止したり差し控えたりするが，必要な治療やケアおよび最大限の疼痛緩和処置などは実施されることになる．（緩和ケアについては p128 を参照）

(5) 尊厳死

　さらに，尊厳死という言葉もよく使われている．前述の「患者意思によって延命治療をしないこと」を尊厳死とよぶ人もいるが，現在，尊厳死の定義については一定の見解はない．また，米国の Death with Dignity も日本でいうところの尊厳死とはその定義を異にするものがある．

(6) 終末期の定義について

　高齢者の"終末期"を一様に定義することが困難な場合，高齢者の罹る病気ごとに，たとえば，脳血管障害の終末期，癌の終末期，呼吸機能不全の終末期，あるいは，心機能不全の終末期，認知症の終末期などと，疾患ごとに終末期の定義をしようという試み[1]があるが，疾患ごとでも終末期の定義は画一的にすることは困難である．したがって，実際には，個別のケースごと，複数の医師（最低でも 2 人以上）によって，"終末期"の判断はなされなければならない．判断が困難な場合には，中立的第三者の意見を聴くために，各施設にある倫理コンサルテーションや倫理委員会などにその判断を仰ぐ必要がある．たとえば，アルツハイマー病の終末期については，FAST 分類 7 (d) (e) (f) とされている[2]．

(7) 尊厳に対して配慮するのに十分な期間を考える

　高齢者の終末期については"ターミナル期"とよぶよりは，"エンド・オブ・ライフ"という言葉が使われるように，より少し長いスパン（期間）で考えられることが多い．高齢患者の尊厳に対して敬意を払うのであれば"尊厳に対して配慮するのに必要な十分な時間（期間）"すなわち"本人の望む平穏な終末期の QOL"が考慮されるべきであり，かかわる人びとの考えを交流させる期間が必要である．"エンド・オブ・ライフ"と適切に判断されたのであれば，時宜を失しない緩和ケアが開始される必要がある．延命治療を望んでいない本人の意向を無視し，ぎりぎりの時点まで過剰医療ともいえる延命治療を実施するのであれば，尊厳に配慮した終末期ケアとはいえない．

> **COLUMN　尊厳死についてのいくつかの見解**
>
> a)「無駄な延命治療を打ち切って自然な死を望むこと」(東海大学事件判決)
> b)「新たな延命技術の開発により，患者が医療の客体にされること(死の管理化)に抵抗すべく，人工延命治療を拒否し，医師は患者を死にゆくにまかせることを許容することである．一般的に，患者に意識・判断能力がなく(例外あり)，本人の真意や肉体的苦痛の存否の確認が困難な点，死期が切迫しているとはかぎらない点で，安楽死とは異なる」(早稲田大学教授，甲斐一郎)
> c)「無意味な延命治療の拒否」「苦痛を最大限に緩和する措置の希望」「植物状態に陥った場合における生命維持装置の拒否」(日本尊厳死協会：尊厳死の宣言書)
> d)「無駄な延命治療……」と定義そのものに，その行為に対する価値判断を含むことになるので，"尊厳死＝消極的安楽死"と解釈する立場
> e)本人の意思・価値観を尊重した"その人らしい生き方(＝死に方)"が尊厳死であるとする立場：この立場においては，本人の自己決定を尊重するのであれば，"延命治療を拒否し自然な病状に戻す生き方(＝死に方)"も"延命治療を希望し，死んでいく生き方(＝死に方)"も尊厳死である，などがある．

3. 倫理的に区別しにくい概念

終末期医療ケアにおける倫理的考察をする際に，いくつかの区別しにくい概念がある．

1) 作為・治療中止 withdrawing と不作為・治療差し控え withholding

(1) 倫理的・法的には，"中止"と"差し控え"の間に違いはない

「治療を中止すること(＝作為)」と「最初から治療を実施しないこと(＝不作為)」との区別の問題は，たとえば，「人工呼吸器を外すこと」と「最初から装着しないこと」の違いである．臨床の現場における感覚では直観的(ときに直感的)に区別していることが多いと思われる．しかし，倫理理論や海外の判例などの法解釈からは，"中止すること"と"差し控えること"に倫理的境界線はないといわれている．

たとえば，「人工呼吸器を外す行為は許されないが，自然に外れてしまったものをそのままにしておく行為は許されるのか？」という倫理的に興味深い問いがある．医療者は本人の最善の利益にかなう行動をとらなければならないという倫理的責務をもっているため，答えは「許されない」である．したがって，作為・不作為(中止と差し控え)の区別は倫理的には実質的な違いはないとされている．

また，法的には，作為(してはいけないことをすること)と不作為(すべきことをしないこと)では違いがあるものの，後者は，作為義務(すべきという義務)があれば，法的には作為と同

様に罰せられることになる.たとえば,溺れている子どもを助けなかった場合(不作為),それが自分の子どもであれば助ける義務があり(作為義務),法的には保護責任者遺棄罪として罰せられる(p146を参照).

(2) 患者の"最善の利益"を根拠に,"中止"と"差し控え"の是非を考える

倫理的には,「その治療が患者の最善の利益に寄与し,利益が負担を上回るのか」を,医学的判断だけでなく,患者の価値観(視点)を含め総合的に判断する.法的には,終末期医療において治療(作為)義務がある場合は,不作為は処罰の対象となる.

(3) 感情的には,"中止"と"差し控え"の間に差がある

しかし,たとえば,人工的水分栄養補給という手段によって,数カ月あるいは年余にわたって生き長らえている人からチューブを抜き去ることは,患者の家族だけでなく,医療従事者においても感情的葛藤を生じる.最初から始めないこと(差し控え)に比べ,中止することの感情的苦悩は大きい.

2) 通常(標準的 ordinary)の医療と通常でない(extraordinary)医療

この"通常の医療""通常でない医療"についても,臨床の現場においては,直観的に,境界線を引いている場合が多いと思われる.たとえば,人工呼吸器を過剰な医療とみなし,差し控えたり中止したりしても構わないが,経管栄養を日常的ケアあるいは通常の医療とみなし,止めてはならないとする考え方である.

しかし,臨床倫理の視点においては,"通常の医療"と"通常でない医療"の2つは,概念的に区別されていない.倫理的には,事例ごと,その状況における,その治療による当該患者の受ける利益と負担を比べながら,本人の意向を確認すればよく,この区別は不要であるとされている.

3) 意図 intending と予見 foreseeing

「意図した結果」と「予見していたが,意図したわけではない結果」を区別するという考え方は「二重結果の理論」とよばれている.たとえば,患者の死を"意図"したのでなければ,疼痛緩和目的で高用量のモルヒネを投与することは,たとえそれによって患者の死が早まることが"予見"できたとしても,疼痛緩和というよい結果をもたらすので正当化されるというものである.

4. 海外における延命治療の差し控え・中止の事例 ･･････････････････

現在,アメリカの臨床現場における終末期医療のコンセンサスは,ある程度できているといえるが,これらのコンセンサスは一朝一夕にできあがったものではなく,医療現場からの

問題提起，患者サイドからの問題提起，倫理的視点からの問題提起が，法的判断（判例の積み重ね）を経て，今日の実際の医療現場のコンセンサスを形づくったといえる（図3-2）．

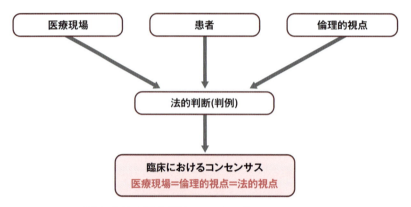

図 3-2　アメリカにおける医療現場のコンセンサス

(1) 判　例
[クラレンス・ハーバート（55歳）裁判（米・1982）][3]
　術後心肺停止に陥り，回復の見込みがないとされたハーバート氏の人工呼吸器と経静脈栄養の中止を，妻と8人の子どもが，本人の口頭事前指示を根拠にして求め，医師と合意した．その後，ある看護師の内部告発により殺人罪で告訴された事例である．判決は，「判断能力のある患者は延命治療に拒否を示すことができる．また，判断能力のない患者の場合は家族が意思決定の代理人として決定を行ってもよい．代理人は本人の口頭事前指示の要望を汲み取り，患者の最善の利益に沿った判断を下すべきであり，治癒不可能な病気においては，余命だけでなく患者の QOL について考えなければならない．また，"通常のケア"と"過剰なケア"とを区別する考え方自体を却下し，人工輸液によって得られる個別の患者の利益を，その負担と比較して治療方針を決定すべきである．さらに，延命治療中止の決定のプロセスにおいて，他のスタッフとの合意形成にも配慮すべき」とした．

[ナンシー・クルーザン（33歳）裁判（米・1990）][4]
　これは連邦最高裁が"死ぬ権利"についてはじめて下した判決である．交通事故後遷延性植物状態となったクルーザンに胃瘻が造設されたが，「植物状態で生き続けたくない」という本人の願望をかなえるため，両親が経管栄養を中止するよう要請した事例である．「望まない治療からの自由は憲法上の基本的人権であり，判断能力がある患者だけでなく，判断能力がない患者にも適用され，人工輸液や栄養の拒否もこの範囲に含まれる」「憲法は判断能力のない患者の最善の利益に従うべきである」など，少数意見に特筆すべきものがあった．

　クルーザン裁判によって，事前指示 advance directive 尊重の重要性が認識され，多くの州の議会では「医療に関する任意代理人制度（持続的代理決定委任状，DPA）に関する法律」が制定され，また連邦法である「患者自己決定権法，Patient Self-Determination Act」が，患者の事前指示に関する権利を保証するために制定された．

> COLUMN　　　　その他の終末期に関する判例

カレン・クィンラン裁判（米・1976）

　遷延性植物状態であったカレンの人工呼吸器取り外しを，父親が彼女の以前の意向に沿って求めた事例．医師側の「人工呼吸器抜去は医療の慣習・標準的医療行為にそぐわない」という主張と対立した．

　ニュージャージー州最高裁は，「本人のプライバシー権には治療を拒否する権利も含まれ，死にゆく過程を引き延ばすだけの延命治療を拒否できる．また，第三者の視点を取り入れた倫理委員会と家族・医療関係者の合意がある場合は，今後，延命治療に関する意思決定を裁判所に仰ぐ必要はない」とした．カレンはその後10年生き続けた（死期が切迫していたわけではないということ，また，予後に関する医学的判断が外れることもあることを意味する）．

ウィリアム・バートリンク裁判（米・1984）

　慢性閉塞性肺疾患に肺がんを合併したバートリンクは，さらに気胸による呼吸困難のために人工呼吸器を装着したが，本人が取り外しを要求し，リビングウィルと持続的代理委任状 DPA に署名し，家族も同意した．しかし，病院が人工呼吸器取り外しを拒否し，対立することとなった事例．

　控訴審判決では，「自分の受ける医療についての自己決定権の優先順位が，病院や医師の意向よりも低く位置づけられるならば，その権利には何の意味もなくなる」とし，治療を拒否するという患者の意思は尊重されなければならないとした．

コンロイ（84歳）裁判（米・1985）

　無能力者の宣告を受けているクレア・コンロイに挿入された経鼻経管栄養チューブの抜去を求めて，後見人である甥が訴えを起こした事例．判決は，患者が無能力な場合における治療の中止（水分・栄養補給，経管栄養）について「能力者は死の危険があっても，一般的に治療拒否が許される．そして，治療拒否権は，患者がもはやそれを主張したり行使したりできなくなって（無能力）も，失われない」とした．

テリー・シャイヴォ（Theresa Schiavo "Terri"）裁判（米・2005）

　15年間植物状態であったテリーの水分栄養補給の中止を夫が求め，それに対して両親が治療の継続を求めた事例．SOL 派（経管栄養継続派）を支持するブッシュ大統領と，QOL 派（経管栄養中止派）の意見の対立が，政治・宗教を巻き込み大論争となった．本人意思の推定である「テリー・シャイヴォ自身が植物状態での延命を望んでいなかった」という夫の主張が認められ，両親の反対にもかかわらず，裁判所は水分と栄養の補給中止を認め，その14日後に彼女は41歳の命を閉じた．

トニー・ブラント裁判（英・1992）

　サッカーファンの暴動により遷延性植物状態となったトニー・ブラント（22歳）の水分栄

養補給を中止してよいとの判断が，医師に対してなされた．BMA（英国医師会）は，終末期患者に対する水分栄養補給の中止は，患者にとって尊厳ある死のためになすことができるとし，「その治療が，患者の最善の利益になるかどうかを判断の拠りどころとすべき」としている．また，治療の中止は積極的安楽死とは異なることを明言している．

5. 日本における延命治療の差し控え・中止の事例

　これから紹介する東海大学事件に対する判決の主論は，"積極的安楽死"に関するものであるが，判決中に傍論（Obiter Dictum，オビタ・ディクタム：法的拘束力のない，判決の付随的意見）として，治療行為の中止・差し控えの3要件が示されている．

東海大学事件（横浜地裁，平成7年3月28日，殺人被告事件）

　多発性骨髄腫の患者に対して，家族より"治療中止"の要請があり，被告人内科医はすべての治療を中止したが，長男から「早く楽にさせてやってください」とさらなる要請があり，それに対してホリゾン・セレネースおよびワソラン・塩化カリウムを注射して死亡させた（積極的安楽死）事件である．

（1）判 決

　治療行為の中止は，「意味のない治療を打ち切って人間としての尊厳性を保って自然な死を迎えたいという，患者の自己決定を尊重すべきである」との患者の自己決定権の理論と，「そうした意味のない治療行為までを行うことはもはや義務ではない」との医師の治療義務の限界を根拠に，一定の要件のもとに許容されるとしている．

「①患者が治癒不可能な病気に冒され，回復の見込みがなく，死が避けられない末期状態にある．②治療行為の中止を求める患者の意思表示が存在し，それは治療行為の中止を行う時点で存在すること．③治療行為の中止の対象となる措置は，薬物投与，化学療法，人工透析，人工呼吸器，輸血，栄養・水分補給など，疾病を治療するための治療措置及び対症療法である治療措置，さらには生命維持のための治療措置など，すべてが対象となってもよい．しかし，どのような措置を何時どの時点で中止するかは，死期の切迫の程度，当該措置の中止による死期への影響の程度等を考慮して，医学的にもはや無意味であるとの適正さを判断し，自然の死を迎えさせるという目的に沿って決定されるべきである」

　なお，終末期医療に関する判決については，川崎協同病院事件判決一審判決（東京地方裁判所，平成17年3月25日）と，その控訴審判決（東京高等裁判所，平成19年2月28日判決）も参照されたい（p145を参照）．

（2）アルツハイマー病に"3要件"をそのまま当てはめることはできない

　アルツハイマー病などの認知症終末期においては，"終末期"が長期間に及び，その終末期の定義も定まっていないため，上記の延命治療差控え中止の3要件をそのまま当てはめるわけにはいかないが，法の基本的考え方を知るうえでは参考になろう．

　認知症患者数の増加が著しい現状において，国民の延命治療や尊厳死についての関心が高まっているなか，アルツハイマー病終末期における"治療義務の限界"と"自己決定"について，自分のことを自分で決めることができるうちに，繰り返す対話をもち，コミュニケーションを深める機会をもつことは必要なことだろう．これはまさにACPの実践につながる（後述）．

6. 心肺蘇生術（CPR）

　心肺蘇生術(cardio-pulmonary resuscitation；CPR)は，心肺停止時に心臓マッサージや人工呼吸などを実施する救命処置である．この手技の発達により，溺れた子どもを救命するなど，多くの救急患者の命が救われてきた．もちろん高齢患者にとっても救命可能なときにはCPRはたいへん重要な治療手段といえる．しかし，ここで，「最期まで尊厳をもって生きること」と合わせて，もう一度じっくり考えてみることにする．

（1）CPRによる身体的負担

　肋骨骨折・気胸・低酸素血症による脳損傷などがあり，その後，必然的に(本人が望んでいない場合にも)人工呼吸器につながれる可能性が高くなる．

（2）高齢患者におけるCPRの恩恵

　一般的に，若年患者はCPRの恩恵を受ける可能性が高いが，身体機能が低下した高齢患者にとってはCPRの恩恵が少ない(心拍が再開する可能性が低い，あるいは，もし心拍が再開しても，その後の生存率は低い)ということを指し示している多くの医学的データがある[5]．しかし，重大な基礎疾患や認知症などがなく，CPRの恩恵を受けうる高齢患者もいるため，主治医が「その患者本人がCPRによって恩恵を受けることができるのかどうか」について，患者本人や家族が判断するために必要な適切なアドバイスをすることが大切である（evidence based ethics）．

（3）CPRは標準的治療手技である

　一般的に，心拍停止となった患者へのCPR実施は標準的治療手技であるといってよい．なぜなら，もしCPR開始が少しでも遅れれば，回復の可能性がその分，少なくなってしまう．したがって，患者自身の「心肺蘇生術を望まない」という事前指示がない場合には，通常，心肺蘇生術CPRは実施されることになる．

7. 蘇生不要（DNAR）指示

（1）DNAR 指示とは

　蘇生不要 DNR(＝Do not resuscitate)指示，あるいは DNAR(＝Do not attempt resuscitation)指示は，「疾病の末期に，救命の可能性がない患者に対して，本人または家族の要望によって，心肺蘇生術を行わないことを指す．これにもとづいて医師が指示する場合を DNAR 指示」をいう(日救急医会誌，1995 年)．

　したがって，もし患者が，熟慮のうえで CPR を望まないと決断したのであれば，主治医に DNAR 指示を作成してもらうことが望ましい．医師は，患者および家族などと十分な話し合いを繰り返した後，DNAR 指示を出すことになる．

（2）DNAR 指示がかかえていたさまざまな倫理的問題点

　日本では，"延命治療の差し控え・中止"の事件がマスコミの話題にもしばしばあがり，また，実際に熟慮に熟慮を重ね，なおかつ適正な手続きがなされていても，なかなか"延命治療差し控え・中止"を実施できないケースも多々あった．

　DNAR 指示については，そのとらえ方が医療者個々人で異なっており，DNAR 指示によって CPR 以外の生命維持治療，たとえば人工呼吸器・心臓マッサージ・気管内挿管・アンビュー・人工透析・昇圧剤・抗生剤投与・経管栄養・補液・検査・利尿剤・抗不整脈剤などのさまざまな生命維持治療までも制限されてしまい，実質的な延命治療の差し控え・中止となってしまっていた可能性があった．

　また，患者の自己決定権の尊重がなされず，主治医と家族だけで決めていたケースもしばしばあり，さまざまな倫理的問題点を含んでいた．

（3）DNAR 指示から POLST へ

　このように，実際の臨床現場では，医療者によって想定している蘇生の内容は異なっていた．DNAR 指示によって，CPR 以外の生命維持治療に対して消極的になっていたり，あるいは実際に制限されていたりという現実があった．そこで，CPR だけでなく，他の延命治療に関する具体的指示の必要性が認識され，心肺蘇生術に関しては DNAR から，より明確な No CPR へ，そして，その他の医療処置については，詳細で具体的指示をする POLST(physician orders for life sustaining treatment)が提唱された．

（4）POLST（DNAR 指示を含む）作成指針（日本臨床倫理学会）

　そこで，日本臨床論理学会は，このような DNAR 指示実践に関する混乱を改善するためにワーキンググループを発足させ，POLST(DNAR 指示を含む)の作成指針(「生命を脅かす疾患に直面している患者の医療処置(蘇生処置を含む)に関する医師による指示書」)を取りまとめ，公表した．

　この指針は〈基本姿勢〉〈書式〉〈ガイダンス〉で構成されている．〈ガイダンス〉は 6 つのパートからなり，チェックリストにしたがって確認することで倫理的に適切な意思決定プロセスおよびガイドラインに則して〈書式〉を記入することができる．以下に一部を抜粋する．

POLST（DNAR指示を含む）の作成指針

1. POLST（DNAR指示を含む）作成に際して，患者本人・家族（関係者）および医療ケアチーム内で十分な"コミュニケーション"がなされていますか？

2. 今後の医療について，"患者本人の意思"は尊重されていますか？
   □患者の自己決定することができる「意思決定能力」の有無の確認
   □患者に意思決定能力があれば，医師は，原則として患者の意向を尊重する
   □治療方針やCPAの可能性について事前および作成後に患者と話し合う

3. 患者本人が意思表明できない場合の"代理判断"；家族および近親者等の考えを尊重していますか？

   [代理判断者について]
   □家族等は，代理判断者として適切ですか？
   ＊代理判断者は，患者の性格・価値観・人生観等について十分に知り，その意思を的確に推定することができますか？
   ＊代理判断者は，患者の病状・治療内容・予後等について，十分な情報と正確な認識をもっていますか？
   ＊代理判断者の意思表示は，患者の立場に立ったうえで，真摯な考慮にもとづいたものですか？

   [代理判断の内容の適切性について]
   □家族等（代理判断者）は，患者のかつての願望（事前指示）を尊重していますか？
   □家族等（代理判断者）は，患者の意思を適切に推定していますか？
   □家族等（代理判断者）は，患者の最善の利益について配慮していますか？
   □家族等（代理判断者）は，患者と利益相反はありませんか？
   □家族等（関係者）内で，意見の相違はありませんか？
   □医師は，家族等の代理判断者の考え方や意向（家族自身の願望）も十分聴取し，可能な限り尊重します．しかし「家族等の願望」は，「患者本人の願望」を上回るものではありません．

4. POLST（DNAR指示を含む）に関する医学的事項

5. POLST（DNAR指示を含む）指示作成の手続きについて

6. POLST（DNAR指示を含む）後の配慮（緩和ケア等）

（5）DNAR指示（POLST）とアドバンスケアプランニング（ACP） ——対話を重視したDNAR指示（POLST）は，医療における最も重要なACPになりうる

　DNAR指示（POLST）は，医師による指示であるが，日本臨床倫理学会の指針にも示されているように，医療者が一方的に指示を出すものではないという点はたいへん重要である．
　患者が事前指示を作成する際にも，適切な医療情報を提供し，関係者間で話し合いを繰り

返し，本人の意向を共有する．そして，その意向や事前指示をもとに，さらにコミュニケーションを深めながら，医療者がDNAR指示（POLST）を作成することが，適切なアドバンスケアプランニング（advance care planning；ACP）の実践につながるのである．実際，関係者間の話し合いを繰り返すことによって，患者の病状の変化や考え方の変化にも対応することが可能である．

このように，患者本人，家族等の関係者，医療ケアチームにおけるコミュニケーションを重視した，倫理的に適切な意思決定プロセスを踏んで作成されたDNAR指示（POLST）は，医療分野における最も重要なACPになりうる可能性がある．

日本臨床倫理学会のDNAR指示に関するワーキンググループが，ガイダンスの1番目に"コミュニケーション"をもってきたことは，指針「POLST（DNAR指示を含む）」が，将来の臨床現場におけるよりよいACPの実践に寄与する可能性を，明確に認識していたものだといえる．

8. 人工的水分栄養補給

1）PEGをめぐる考え方

（1）PEGは医療か？　日常ケア（食事）か？

アルツハイマー病の終末期の病態として嚥下困難があり，それに対処するためにPEGなどの経管栄養が用いられることが多い．これを医療処置と考える立場では，治療差し控え・中止を考慮する対象となりうるであろうし，また，これを日常的ケアと考える立場では差し控え・中止はできないことになる．ただし，基本的な日常ケアとして，口腔内ケアやできるかぎりの経口摂取の努力をすべきことはもちろんである．

（2）人工的水分栄養補給による負担

人工的水分栄養補給による負担は，経静脈では穿刺痛や固定のための拘束が，経管栄養では肺炎，局所感染，拘束などがあり，その結果，褥瘡・四肢関節固縮などを起こすこともある．また，孤独も大きな問題となる．1日3回の経口摂取では，食事介助をしてくれる人が横に座り，話しかけ，口に食べ物を運んでくれ，患者にとって"肯定的刺激""快刺激"となるが，"孤独"は一種のストレスとなる．

（3）人工的水分栄養補給についての賛否両論

海外では，医学的・倫理的理由から，終末期アルツハイマー病患者に対して，人工的水分栄養補給を差し控えることや，中止することが許容されていることが多いが，やはり人の命に関する大事なことであるので賛否両論がある．

終末期アルツハイマー病患者に対して経管・経静脈栄養を実施する理由

①実施しなければ，餓死させることになる
②標準的ケアのひとつである
　　——水分・栄養補給は医学的治療ではなく，標準的ケアである
③"差し控え"はできるが，"中止"はできない
　　——中止が患者の直接死因になる
④差し控えは虐待につながる

終末期アルツハイマー病患者に対して経管・経静脈栄養を差し控える理由

①死までの時間を引き延ばすに過ぎない
　　——倫理的に許容できる理由で差し控えられた場合は，死因は原疾患とされるべきであ
　　　　り，治療差し控えによるものではない
②治療差し控え・中止は患者に苦痛を与えない
　　——患者が経口摂取をしなくなった場合には，口渇・飢えに苦しんでいない
　　——悪心・嘔吐・浮腫・喀痰・失禁も減る．口腔内ケア，呼吸困難に対する緩和ケアが
　　　　なされるべき
③通常なケアとは考えられない，医療である
　　——重篤な疾患の自然な流れとして食欲は減退する．「過剰」「通常」の区別をするのでは
　　　　なく，その医療行為の利点が欠点を上回るかどうか，個々の患者について検討すべ
　　　　き

> **COLUMN　終末期認知症患者にとって PEG は有益か？**
>
> 終末期認知症患者における PEG の有益性を判断するためには，
> - 医学的エビデンス（事実判断）
> - 倫理的価値判断
>
> の両者を考慮する必要がある．
>
> 医学的エビデンス：
>
> a) 終末期認知症患者における経管栄養の有用性を再考する（2000 年）[6]
>
> この研究論文は，「① PEG は経口摂取→誤嚥→肺炎のサイクルを断ち切ることができない，②経口摂取患者群と PEG 実施患者群において生存率に差はなかった，③ PEG によって身体的快適さ comfort を増すことはできない，苦痛（気道分泌物の増加・拘束抑制・孤独）を軽減することもできなかった」として，「PEG の適応は，個々の患者の現在の QOL と，予測される QOL にもとづいて判断すべきであり，PEG は終末期認知症患者の標準的治療とすべきではない．まず PEG ではなく，経口摂取が第一とされるべきである」と結論づけている．
>
> b) 終末期認知症患者における経管栄養（1999 年）[7]
>
> この研究論文は 1966 年から 1999 年まで 30 年間分の論文を MEDLINE サーチ検索し，終末期認知症患者における経管栄養の有益性について客観的医学的エビデンスとして示したものである．「①誤嚥性肺炎を予防できない，②生存率を改善できない，③褥瘡や感染リスクを減らせない，④身体機能を改善できない」としている．

（4）エビデンスにもとづいた倫理 evidence based ethics

医学の領域では，EBM = evidence based medicine「医学的エビデンスにもとづいた医療」ということがよくいわれているが，臨床倫理の領域でも，EBE = evidence based ethics「エビデンス（正しい事実認識と根拠）にもとづいた倫理」の重要性が認識されはじめている．臨床倫理は，ただ単に倫理観・道徳観・価値観だけの問題ではなく，ましてや直観によるものではない．医学的に適切に証明された事実（エビデンス）を根拠にして考えていく必要がある（p 5 を参照）．

2）感情的葛藤

（1）"始めないこと"と"中止すること"

人工的水分栄養補給を日常的ケア（あるいは食事）であると考え，継続を望む家族も多くある．そのような家族にとっては，人工的水分栄養補給をしないことは"罪の意識"を励起させることになる．そして，いくら判例や倫理理論から"差し控えること"と"中止すること"に

は法的・倫理的に違いがないとしても，栄養チューブを抜き去ることの感情的葛藤は，最初から始めないことより大きい(p116を参照)．

(2) "決断すること"と"実行に移すこと"

"決断すること"には感情的葛藤が伴う．そして，"実行に移すこと"はさらに葛藤のステップをもう一段登らなければならない(図3-3)．

家族が，患者本人の願望を知っているにもかかわらず，それを実行に移すことを躊躇していることはよくある．たとえば，「父は延命治療を決して望んでいませんでした．こんな人工的チューブにつながれた状態を決して望んでいませんでした．それは私たちにもわかっています．父が回復の見込みがないことはわかっています．でも，私にはチューブを抜くことはできません」は，よく聞かれる家族の言葉である．

私たちが親しい人との「人生の最期の別れ＝死」を受け入れるという苦悩は，「人の命は限りあるものである」という事実を受け入れるための苦悩でもある．しかし，平穏なうちに「死を迎えること」は人生における悪い結果を意味するものではなく，「尊厳を保った自分らしい最期を迎えないこと」が最も悪い結果であるといえる．患者本人の"最期の生き方"についての決心が固まっている場合には，後の問題は，「家族の皆さんは，それを尊重してあげる気持ちがありますか？」という，本人の自己決定の尊重の問題である．

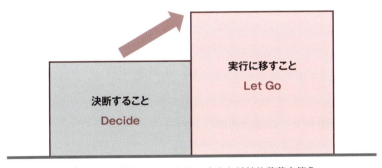

延命治療を中止する決断をすることは，大きな精神的葛藤を伴う．
しかし，それを実行することは，さらなる大きな葛藤を引き起こす．

図3-3 "決断すること"と"実行に移すこと"

(3) 治療目標（ゴール）を再考する
　　　　──治癒から快適ケアへ，cureからcareへ，curingからhealingへ

治療の目標を変更することによって希望を見出すことができる場合がある．病気の完治を治療目標にしていたときには，苦悩しか見出すことができなかった場合でも，治療目標を"快適ケア"や"こころの平穏"に変更することによって，疼痛緩和・和解・周囲との関係修復・精神的満足感を得ることができ，思い出に微笑むこと，喜びや悲しみを分かち合うこと，人を許すこと，あるいは許されることに希望を見出すことができるようになる．

（4）決断するには熟慮し，"こころ"で納得する時間が必要

延命治療をしないことを選択した家族は，決して患者の死を望んでいるのではなく，最期の日々を平穏に過ごさせてあげたいと考え，これまで以上に患者に寄り添い，ともに生きようとする．家族が熟慮・決断し納得する過程において，"時間"はたいへん重要な要素である．ひとりの人間の"いのち"にかかわる決断は，それが患者本人の意思にかない，かつ，本人の最善の利益にかなうものであると"頭"で理解していても，"こころ"の感情的葛藤を解決するためには"時間"が必要である．

9. 緩和ケア

1）緩和ケアと救命治療・延命治療

"救命治療"は患者の命を救う目的でなされる医療処置である．"延命治療"は病気が治る見込みがないにもかかわらず，延命するためだけのすべての手段・医療処置を意味する"緩和ケア"は，延命治療をしないで，患者の身体的・精神的苦痛を緩和することを目的とするものである[*2]．

しかし，同一の処置であっても，患者の苦痛の程度・死期の切迫の程度・治療の死期への影響の程度・患者の治療目標などによって，これらの境界線は不明瞭となり，区別が困難なことがある．

2）認知症終末期の緩和ケア

（1）認知症終末期ケアに"緩和ケア"の概念を取り入れる

緩和ケアは，いままでおもにがん末期の患者に対して実施されてきたが，介護施設などの"看取り"においても，"緩和ケア"の概念の重要性が次第に認識されてきている．実際，海外では認知症終末期患者に対して，"緩和ケア""ホスピスケア"の手法を取り入れた取り組みがすでに始まっている[8]．

（2）快適ケア，孤独を避けるケア，快感情を刺激するケア

認知症終末期患者の緩和ケアにおいては，身体的快適さに加え，社会心理学的アプローチを用いた精神的ケアや，快適環境を提供するケア，孤独を避けるケアなどが考慮されるべきである．薬物療法が中心となることはない．また，認知症患者は，次第にコミュニケーションをとることができなくなるため，適切な緩和ケアを実施するためには，快・不快感情の裏にある原因について，より注意深いアセスメントをすることが必要となってくる．

（3）"生きること"を意識するケア

認知症終末期患者の"緩和ケア"においては，がん患者と異なり余命も長いため，"死"を強調するのではなく，よりよい end-of-life を"生きること"をより意識することが重要である．

（4）緩和ケアとは，必要な治療を止めることではない
——「つねに"快適なケア" 時に"治療"」cure sometimes-comfort always

"自然な看取り"とは，積極的な延命治療をしないで緩和ケアを実践することである．これを CMO 指示(comfort measures only, 快適なケア中心)，あるいは PCO 指示(palliative care only, 緩和ケア中心)とよぶ．

しかし，これらは決してすべての治療をしないことを意味するのではなく，痛みや苦痛，呼吸困難を和らげるための医療処置や，日々を快適に過ごすためのケアはなされる．とくに終末期認知症患者の緩和ケアは，①快適さ，②尊厳，③ QOL につねに留意しながら実施されることになる[9]．

（5）尊厳に対して配慮するのに十分な期間の緩和ケア（緩和ケアを始める適切な時期）

"看取り"とは，その人の"いのち"のプロセスを見守り，緩和ケアを実践することであり，ただ単に死亡診断をするためだけに立ち会うような短いスパンを意味するものではない．したがって，高齢者の尊厳に対して配慮するのに十分な時間(期間)の緩和ケアが考慮される必要がある．ギリギリまで延命治療を実施するのであれば，本人の願望に沿った残された人生を送る時間はほとんどなくなってしまう．

米国においても，緩和ケアの利用期間の短さが問題となっている．患者(がんを含めた)の利用期間の中央値は 26 日で，患者の 3 分の 1 が人生の最後の週にホスピスに転院している．短い利用期間の原因として，病院が不治の疾患の末期患者に対して，治癒のための過剰な治療を実施していること，また，緩和ケアには蘇生拒否した(DNAR のある)患者でなければならないという医師の誤解があることをあげている[10]．

終末期緩和ケアについての問題点は，

- 治療の無益性を認識していないこと
- 今後の方針を決定する人びとの間のコミュニケーションの不足
- 終末期ケアの経過について合意がないこと
- 時宜を得た終末期（緩和）ケアの実施がなされていないこと

であるといわれている[11]．

第3章 ● 終末期ケアの介護倫理

10. 終末期の意思決定プロセスとケアプラン

1）人生の最終段階（end-of-life）における医療・ケアの決定プロセスに関するガイドライン

（1）ガイドラインの枠組みと，倫理的に適切な意思決定プロセス

　日本を含め，世界各国が終末期医療のガイドランを作成しているが，それらは，倫理的に適切な意思決定・代理判断プロセス（p36を参照）とほぼ同じ枠組みとなっている．具体的には，①患者の意思・事前意思が確認できる場合はそれを尊重し……，②代行判断；（確認できない場合）患者の意思が家族などの話により推定できる場合は，その推定意思を尊重し……，③最善の利益判断；（推定できない場合）患者にとっての最善の利益になる医療を選択する……といった構成である．

（2）人生の最終段階終段階（end-of-life）における医療・ケアの決定プロセスに関するガイドライン（厚生労働省）

　厚生労働省の「終末期医療の決定プロセスに関するガイドライン」は，平成19年5月に最初に示された後，平成27年3月，30年3月に改訂されている．
　まず，人生の最終段階における医療ケアのあり方の原則として以下があげられている．
　ⅰ）医療者からの適切な情報提供・説明
　　⇒　本人と多職種から成る医療ケアチームと十分な話し合い
　　⇒　本人による意思決定を基本とする
　　　　＊本人の意思は変化しうるものであるため，話し合いは繰り返し行われる．
　　　　＊本人が意思表明できなくなる状況に備えて，家族等の信頼できる者（＝代理判断者）を前もって決めておく．
　ⅱ）人生の最終段階における医療ケアの開始・不開始・内容の変更・中止などは，医学的妥当性と適切性をもとに慎重に判断すべきである
　ⅲ）緩和ケア；医療ケアチームにより，可能なかぎり疼痛やその他の不快な症状を十分に緩和する
　そして，〈本人意思を確認できる場合〉における本人の意思にかかわるプロセスと，〈本人意思を確認できない場合〉における家族等による代理判断にかかわるプロセスに分けられている（図3-4）．

（3）最近の改訂

「人生の最終段階（end-of-life）における医療・ケアの決定プロセスに関するガイドライン」（厚生労働省）の平成30年の改訂では，①アドバンスケアプラニング（advance care planning；ACP）がクローズアップされ（＊話し合いの場を提供する，＊患者の意思の変化に応じて話し合いを繰り返すことが重要，＊患者本人意思を共有する），②家族から⇒家族等になり，親しい友人などが含まれ，③病院医療だけでなく，在宅医療・介護の現場で活用できるよう，医

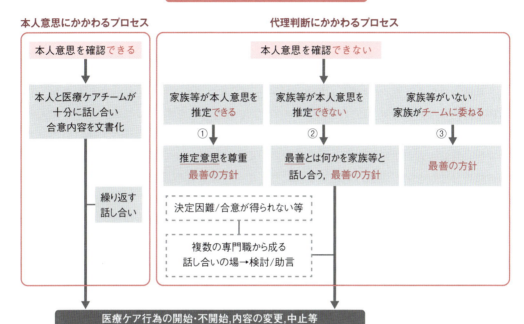

図 3-4 人生の最終段階終段階 (end-of-life) における医療・ケアの決定プロセスに関するガイドライン（厚生労働省）

療ケアチームへの介護職の参画が明確化され，④代わりに判断する信頼できる者（代理判断者）を前もって定めておくことの重要性が指摘されている．

2）終末期ケアにおける倫理的要点

(1) "いのち" を尊重した終末期ケア

　医療のおもな目的は人の命を助けることであるが，それがかなわないことが明確になったときには，"快適さ" を提供すること，"いのち" に敬意を示したケアを実践することが，死にゆく人の尊厳に配慮することになる．さらには，自律の弱くなっている個人に対しては保護する責務もある．

(2) インフォームドコンセントの権利

　医療やケアを受けるすべての人びとは，自分自身の病状や治療の選択肢について適切な情報を受ける権利がある（知る権利）．そして，終末期における延命治療について，それを受けるのか，あるいは拒絶するのかを自分自身で決める権利がある（選択する権利）．また，医療・ケア専門家は，適切かつ十分な情報を提供し，患者が自己決定できるように支援すること，およびその自己決定の内容を尊重する倫理的責務がある．

（3）関係者全員で支える医療・ケア（協働的合意形成アプローチ）

もし，本人が自分のことを自分で決められなくなった場合には，関係者全員で協力して，本人の願望や人生観・価値観を尊重した思いやりに満ちた判断をすることになる．協働してケアプランを立てることは，とくに予後などが確実に予測できないケースにおいて，主観や先入観・偏見を減らすために役立つ．

多職種からなる医療・ケアチームの各メンバーは，それぞれの視点で情報をもち寄り，チーム内で協働して終末期ケアについてのケアプランを立て合意をする（コラボレーティブ・アプローチ）．

家族に対してただ単に治療やケアの選択肢を提示し，その決定責任を家族に委ねるというのでは十分ではない．患者の病状や予後に関しての家族の理解度に応じて，どのような医療やケアがその患者にとって最善と考えられるのかについて専門家としての意見を説明し，十分な時間をかけてともに話し合い，合意を形成する必要がある．また，患者のケアに，家族ができるかぎり参加・協力できるようにアドバイスし，支援することも忘れてはならない．

（4）透明性と説明責任

終末期医療ケアに関する決定が公正になされるためには，そのプロセスと結論についての透明性が確保され，正確に記録されている必要がある．第三者によるセカンドオピニオンなども記録される必要がある．また，医療ケアチームは，患者自身や家族に対して，終末期医療ケアに関する合意形成のプロセスやその実践内容の正当性について説明責任がある．

（5）状況の変化に応じた再評価・再検討の重要性

患者の病状や，本人を取り巻く環境はつねに変化し予測が困難であることが多い．それにともない患者自身の願望や治療目標も変わってくる．したがって，終末期医療ケアに関するプランは，患者が適切な決定ができるように，対話と適切なアドバイスを継続しながら，経時的に繰り返して見直される必要がある．

3）意思決定のプロセス

終末期医療・ケアにおける意思決定のプロセスは，(1)評価 assessment ⇒(2)情報開示 disclosure ⇒(3)話し合い discussion ⇒《コンフリクトの解決》⇒(4)患者と（あるいは）家族との合意形成 consensus の過程を繰り返すサイクルである（図3-5）．

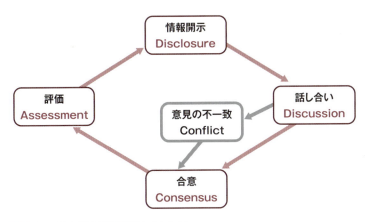

図 3-5　終末期の意思決定プロセス

(1) 評価 assessment
[評価の時期]
　定期的なアセスメントの他に，臨床症状の悪化や治療に対して反応しない場合(治療の無益性＝医学的事実判断)，あるいは，これ以上の治療を望まないという患者の願望があった場合(患者の価値観＝倫理的価値判断)などを契機として，アセスメントが開始される．

　一時的な病状悪化がある場合には，それを治療し，症状がある程度安定してから，今後の回復可能性について評価する．また，医療・ケアチームによる医学的評価だけでは結論が出ない場合には，セカンドオピニオンを求めることになる．

[患者の願望・価値観についても適切な評価をする（倫理的価値判断）]
　アセスメントは，患者の願望や価値観についても十分考慮してなされる必要がある(倫理的価値判断)．もし患者に意思決定能力がない場合には，家族から，本人の願望や価値観について十分聴取する．不適切な臨床上の決定をすることを避けるために，関係者間のコミュニケーションの不足が起こらないようにする．

(2) 情報開示 disclosure
[わかりやすい情報の提供にこころがける]
　患者や家族にとって話し合いが有意義なものとなるために，専門用語を用いず平易に伝えられなければならない．また，予後や治療に対する反応には個人差があり，つねに不確定なものであることも伝える必要がある．

[早い段階からの率直なコミュニケーション]
　もし突然，心の準備がない状態で，そしてギリギリの段階で，治療目標の変更や治療中止などについての話があれば，患者や家族は予後について冷静な気持ちで考えることができず不安に陥る．治療の無益性が明確な場合には，「できるかぎりのことをすれば治るかもしれない」などという非現実的な期待を抱かせないためにも，起こりうる結果についての率直なコミュニケーションが早い段階から必要である．

(3) 話し合い discussion
[患者本人に意思決定能力がある時点から話し合いをはじめることが望ましい]

　患者や家族との，治療の限界（延命治療の差し控え・中止）についての話し合いは，可能であれば，患者に意思決定能力があり自己決定できる時期になされることが望ましい．

[話し合いに参加するスタッフは，患者（家族）と信頼関係がある人を]

　話し合いの過程をスムーズにするために，できるかぎり同じスタッフが話し合いに参加するとよい．なぜなら，患者の病状や予後についての表現の微妙な違いが，患者や家族にとっては，医療ケアチーム内の大きな意見の相違に思われる場合があるからである．

　そして，「できるかぎり何でもやります」あるいは「もう何もできない」という両極端な言葉は何も生み出さないことを銘記すべきである．思いやりの気持ちをもって開かれたコミュニケーションをすることが大切である．

(4) 合意形成 consensus
[記録の重要性]

　多くのスタッフが医療・ケアにかかわっている場合には，全員が一堂に会して話し合いに参加することが不可能な場合もあり，適切に記録をして全員に周知することが有用である．また，可能であれば，事前指示書（アドバンス・ディレクティブ）を作成しておくとよい．

　病状・予後，話し合いに参加したメンバー，患者の意思（事前指示），治療目標，実施されるあるいは差し控え・中止される治療内容と，それらの再評価までの期間，セカンドオピニオンなどを記録する．

[定期的な再評価・再検討]

　終末期医療ケアについてのプランは，患者の病状によって，短期的なものになったり，長期的なものになったりする．たとえば，DNAR 指示（心肺蘇生術 CPR を拒否する指示）については，患者の病状によって定期的に再評価・再検討され，記録される必要がある．

(5) コンフリクトが生じた場合
[意見の不一致]

　患者が終末期にあるとき，今後の治療方針について，たいていの場合，患者・家族・医療ケアチームの合意が成立している．しかし，時に，治療の無益性や治療限界などについて意見の不一致が生じることがある．

　このような終末期医療やケアに関する意見の不一致は，患者・家族・医療ケアチームのあいだで早い時期から共感を伴ったコミュニケーションを図ることで未然に防止できる．それらのコミュニケーションとは，治療目標や，起こりえる結果などの医学的事実と，患者の価値観や願望などの倫理的価値観を明確にするものである．

　意見の不一致には，次のようなものがある．

- 医療ケアチーム内におけるもの
- 患者の自己決定の内容に家族が反対の場合
- 患者あるいは家族による理不尽な治療の要求

● 患者からの不適切な治療中止の要求

［コンフリクトの解決方法］

　これらのコンフリクトを解決するための方法を**表3-1**に示す．ケースによって，どの解決方法が最も適しているのかを検討することになる．

表3-1　コンフリクト（意見の不一致）の解決方法

時間をかけ，話し合いを繰り返す	検査や治療の（不）必要性について，患者や家族に根気よく説明する．また，患者から不適切と思われる治療中止の要求があり，明らかに患者の最善の利益にかなわない場合には，真意なのかどうか，強い痛み，不安，うつ状態との関連についても検討する．そして，家族に，患者の死が迫っている事実を受け入れるための時間を十分に与え，支援する．
セカンドオピニオン	セカンドオピニオンを求めやすい，パターナリズムを排した環境をつくる．セカンドオピニオンは，患者の病状に即して，その領域の専門家から得ることになるが，その医療ケアチームとは独立した人である必要がある．
合意に向けた対話を促進	家族と医療ケアチームとの間の話し合いが行き詰まったときに，中立的第三者にファシリテーター（促進役）として関与してもらうことは，患者や家族の心配事や不安を明確にし，それらに公平に対処するのに役立つ．
試行期間を設ける	患者の最善の利益に寄与する可能性がある治療があれば，一定期間のトライアルピリオドを設けることで，予後の不確実性を明確にし，意見の不一致を解決することに役立つ．しかし，どの程度の期間に限るのか？　その期限がきたら心理的に諦められるのか？　など，さらなる困難な問題を先延ばしにするだけの場合もある．
倫理コンサルテーション	関係者間でコンフリクトが解決できない場合には，中立的第三者である倫理専門家によるアドバイスが解決の糸口を与える場合がある．倫理コンサルテーションは，関係者間の対話を促進し，何が倫理的問題かを明らかにし（identify），それを分析し（analyze），患者や家族が決断できるように支援するものである（resolve）．したがって，患者や家族に代わって決定を下すものではない（p152を参照）．
倫理委員会（interdisciplinary ethics committee）	倫理コンサルテーションによっても関係者間のコンフリクトが解決できない場合には，多職種からの構成メンバーからなる倫理委員会に意見を求める．
ADR（裁判外紛争解決）	調停人（メディエーター）は関係者双方の意見をよく聴取し，互いの価値観を明確にし，コミュニケーションを促進する役割を果たす．そして，双方が満足できる解決方法を模索していく（p168を参照）．
法的介入	上記の方法で解決できない場合には，法的手段をとることもできるが，時間がかかり，また，関係者間にわだかまりや禍根を残すこともありうる．

11. 事前指示書

1）意思決定能力のあるうちに終末期医療やケアについて考えておく

（1）事前指示書とは

「意思決定能力が正常な人が，将来，判断能力を失った場合に備えて，治療に関する指示を事前に与えておく書面」である．①終末期の延命治療の内容に関する指示（リビングウィル）と，

②終末期医療ケアに関する代理判断者の指名をそのおもな内容とする(p38を参照).

(2) 認知症が進行すると，「自分のことを，自分で決めることができなくなる」

　認知症の進行に伴い意思決定能力が低下し，自分のことを自分で決められなくなってしまう．

　医療者の立場からすれば，患者本人の意思がわからない場合には，原則として標準的医療を実施することになる．治癒の可能性のある病気の場合には，頑張って治療に臨むことが大切だが，アルツハイマー病の終末期のように，治癒の見込みがなく，延命治療が苦痛を増し，死の経過を長引かせるだけの可能性がある場合には，自分で自分のことを決めることができる(意思決定能力がある)うちに，自分自身の人生の最期の生き方(終末期延命治療)について考えておくことが望ましい．

(3) 事前指示書が有用な理由

　事前指示書は，①患者の自己決定権を尊重することになる，②家族が，患者本人の意思がわからない場合には，それを根拠なく憶測する心理的苦悩を減らすことができる，③医療介護従事者が法的責任を減じることができる，④事前指示書作成のプロセスそのものが，患者・家族・医療介護職のコミュニケーションを促進し，信頼関係を深めることになる(コミュニケーションツールとしての事前指示)，という点で重要である．

(4) 終末期ガイドラインと事前指示書の重要性

　終末期医療に関するガイドラインは，一般的に，
①患者の意思・事前意思が確認できる場合はそれを尊重する（事前指示の尊重）
②（意思確認できない場合は）患者の意思が家族等の話より推定できる場合は，その推定意思を尊重する（代行判断）
③（推定できない場合）患者にとって最善の利益になる医療，ケアを選択する（最善の利益判断）
となっていることが多い．

　しかし，実際は，事前指示書の普及が十分になされていないのが現状であり，たとえ，いくらよい終末期のガイドラインが作成されても，それは実効性を伴わないものとなってしまう．また，事前指示作成の際に関係者間でコミュニケーションを深め，繰り返し話し合いをもてば，ACPの実践にもつながる．

２）適切な事前指示書

　以下の場合には，適切な事前指示書と認められ，その内容に従うことになる．
● 実際に起こっている病状を想定して，事前指示がなされている場合
● 今後の治療方針を決めるにあたって，事前指示が明確で，具体的な場合
● 現在の患者の意思と異なっているということを推定する根拠がない場合，あるいは，事

前指示が不当な影響下で作成されていない場合

- その事前指示書が，患者自身によって作成され，（他人の意思ではなく）本人の意思を反映している場合
- 定期的に，患者本人によって事前指示の内容が確認されていること（たとえば，年1回，あるいは病状の変化に応じて）
- 事前指示書が，それが必要なとき（たとえば，誰が代理判断者なのかを確認するなど）に利用可能であること（そのためにはコピーをカルテなどに貼っておく必要がある）
- 事前指示書に本人の署名があり，証人によって立ち会われていること
- 事前指示作成にあたって，医療専門家が話し合いに参加し，十分な情報を提供し助言をしていること（医療専門家が最終決定の判断者ではない点，意見を押し付けることではない点に留意する）（作成の実際についてはp177を参照）

12. アドバンスケアプラニング（ACP）

1）アドバンスケアプラニング（ACP）とは

(1) ACPのクローズアップ

「人生の最終段階(end-of-life)における医療・ケアの決定プロセスに関するガイドライン」(厚生労働省)の改訂(平成30年3月)の経緯の解説編に，「近年,諸外国で普及しつつあるACP(アドバンスケアプランニング;人生の最終段階の医療ケアについて，本人が家族等や医療ケアチームと事前に繰り返し話し合うプロセス)の概念を盛り込み，医療・介護の現場における普及を図ることを目的に……」とあるように，アドバンスケアプランニング(advance care planning；ACP)がクローズアップされている.また，日本医師会の冊子「終末期医療　アドバンスケアプランニング(ACP)から考える」においても，「ACPは将来の変化に備え，将来の医療及びケアについて，患者さんを主体に，そのご家族や近しい人，医療ケアチームが，繰り返し話し合いを行い，患者さんの意思決定を支援するプロセスのことです.患者さんの人生観や価値観，希望に沿った，将来の医療およびケアを具体化することを目標にしています」と，ACPの重要性が協調されている.

(2) ACPは"終末期医療の倫理"の熟慮・発展のプロセスから生まれた産物である

このように，ACPは最近，しばしばクローズアップされている言葉であるが，決して突然に出現した言葉ではない.

終末期医療ケアにおいては，たとえば「本人の延命治療に関する意向はどのようなものか」「家族が決めた治療方針は患者の意向を反映しているのか」「家族は代理判断者(キーパーソン)として適切か」「家族の代理判断は適切か」「家族のなかで意見の不一致があった場合にはどちらの意見を採用すべきか」などのさまざまな倫理的ジレンマに直面する.ACPは，「終末期医療におけるこれらの困難な倫理的問題をどうやって解決すればよいのか？」という医療ケア専

門家の苦悩に満ちた深い悩みのなかから,「終末期医療の倫理」を熟慮・発展させてきたプロセスから生まれてきた産物なのである.

　すなわち,終末期医療におけるこれらの倫理的ジレンマを解決する手段としてⅰ)アドバンスケアプラニングと,ⅱ)倫理コンサルテーションが生み出されてきたのである.ACPを実践することによって,前もって患者の意向や価値観を確認しておけば,患者の自律 autonomyの尊重に寄与することになる.また,ACPに際して,関係者間のコミュニケーションを深め,本人の意向を共有することによって,意見の不一致や対立も少なくなるであろうし,中立性や透明性などにも配慮することになる.それでも,なお解決が困難なケースは,多職種協働的意思決定支援である「倫理コンサルテーション」に諮って解決を模索することになるのである.

2）アドバンスケアプラニング（ACP）と事前指示（AD）

（1）医療者を交えないで書くADから,コミュニケーションツールとしての事前指示へ

　海外では,以前,医療者や家族などの関係者を交えないで,患者が自身の自己決定権の発露として,自分の終末期医療に関する要望を書くという古典的な意味での事前指示も多くあったようである.しかし,病状・予後の説明・理解や,患者の価値観の共有などに関する十分なコミュニケーションがなければ,医学的事項の理解が不十分になってしまうし,関係者間で本人意思を共有できないことになる.その結果,本人の願望に対する関係者の共感が不十分になってしまう.

　したがって,その後,臨床現場における事前指示の実践経験が増えてくるにしたがって,コミュニケーションのない事前指示は,医学的にも倫理的にも問題があるだろうということが次第にわかってきた.

（2）コミュニケーションツールとしてのADは“ACPの実践”に他ならない

　日本における事前指示の発展・普及は,患者に寄り添い,臨床倫理的思考のプロセスをしてきた医療者(医師・看護師)によって,関係者間の繰り返す話合いを重視する“コミュニケーションツールとしての事前指示”に変貌を遂げてきた.つまり,事前指示の概念も時代の流れとともに,医療者や家族などの関係者との対話のない自己決定権の発露を具現化する古典的な事前指示から,医療者および家族関係者との対話を重視する“ともに考える事前指示”“コミュニケーションツールとしての事前指示”に柔軟に変化・発展を遂げてきたのである.そして,作成のプロセスにおける本人・家族等・医療ケアチームとの対話・話し合いと,信頼関係を重視した“コミュニケーションツールとしてのAD”は,まさに“ACPの実践”に他ならないのである.

（3）ADとACPの関係

　前述のように,ADもコミュニケーションツールとして用いることが重要であり,また,

ACP もコミュニケーションのプロセスであるので, 両者は必ずしも区別できない場合がある. 実際, "コミュニケーションツールとしての AD" = "ACP の実践" といっても過言ではない. また, 先に作成された AD をもとに ACP が作成されることもあるし, AD と ACP が同時に作成されることもあるし, ACP を作成した後に, 本人が AD を書くというケースもありうる.

3) アドバンスケアプラニング（ACP）と DNAR 指示（POLST）

(1) DNAR 指示に関する臨床現場における混乱

DNAR(= Do not attempt resuscitation)指示は, 心肺停止時に蘇生処置(CPR)を実施しない医師による指示である. 多くの病院で日常的に DNAR 指示が出されていたが, DNAR 指示のとらえ方が医療者個々人で異なっており, 患者本人の意思が尊重されていなかったり, コミュニケーションが不足していたりすることで, DNAR 指示によって CPR 以外の生命維持治療も制限されてしまい, 実質的な "延命治療の差し控え・中止" になってしまっていた可能性があり, 多くの倫理的問題点があった(p122 を参照).

(2) 対話を重視した DNAR 指示（POLST）は, 医療における最も重要な ACP になりうる

DNAR 指示(POLST)は, 医師による指示であるが, 医療者が一方的に指示を出すものではないという点はたいへん重要である. 患者本人, 家族などの関係者, 医療ケアチームにおけるコミュニケーションを重視し, 繰り返し話し合い, 倫理的に適切な意思決定プロセスを踏んで作成されるべきものである. したがって, 話し合いを繰り返すことで, DNAR 指示(POLST)は, 医療分野における最も重要な ACP になりうるのである.

(3) コミュニケーションを重視した DNAR 指示（POLST）作成指針

日本臨床倫理学会の「日本版 POLST(DNAR 指示を含む)作成指針」において, ガイダンスの 1 番目に "コミュニケーション" をもってきたことは, この指針が, 将来の臨床現場におけるよりよい ACP の実践に寄与する可能性を明確に認識していたものだといえる.

今後, 増加が予想される在宅看取りや, 介護施設における看取りも POLST(DNAR 指示を含む)と無縁ではない. 在宅医療や介護施設における "意思決定の手続き" を密室にしないためにも, その普及は今後の熟慮を要する課題である.

4) アドバンスケアプラニング（ACP）と "看取りの意思確認"

(1) "看取りの意思確認" におけるさまざまな倫理的問題

"看取りの意思確認" は, 施設入所時に日常的に実施されている. しかし, 患者本人の意向が尊重されておらず, 家族と施設側とで「もしもの時には施設で看取る」などの決定をしている場面にしばしば遭遇する. したがって,「家族の意向は, 患者本人の願望を反映しているのか」「患者本人は本当に医療を望んでいなかったのか」「家族は, 本人の代弁者として適切なのか」

「関係者間で意見の不一致はないのか」「施設長と家族の話し合いだけで，患者本人の命にかかわる決定をしてもよいのか」「"もしもの時"の医学的判断は適切なのか」「患者本人は本当に終末期なのか，治療は役立たないのか」などの倫理的問いがもち上がってくる．

(2) 倫理的に適切な意思決定プロセスを踏むことは重要である

「人生の最終段階(end-of-life)における医療・ケアの決定プロセスに関するガイドライン」(平成30年3月改訂)において，介護職の医療ケアチームへの参画が明確にされている．したがって，"看取りの意思確認"においても，ガイドラインに示されているような"倫理的に適切な意思決定プロセス"を踏むことが必要である．

(3) 対話を重視した看取りの意思確認は，介護における重要なアドバンスケアプランニング（ACP）となりうる

倫理的に適切な"看取りの意思確認"においても，ACPの概念を取り入れたコミュニケーションのプロセスが重要になってくる．そして，患者本人，家族等の関係者，医療ケアチームにおけるコミュニケーションを重視した，倫理的に適切な意思決定プロセスを踏んで作成された"看取りの意思確認"は，介護分野における最も重要なACPになりうるのである．

実際，入所時には患者本人に意思決定能力がないことが多いため，本人が話し合いに参加できないという現状がある．したがって，本人に意思決定能力があるうちに話し合っておくことが重要であり，これがまさに看取りの意思確認におけるACPの実践である．事前に，患者本人を中心として，家族等の関係者や医療ケアチーム(介護者を含む)が本人に寄り添い，心を開いた対話をすること(＝ACP)によって，本人の人生観や望む治療のゴールやQOLを尊重することができるのである．

---

2 倫理的問題点に気づく

Kさんのケースの倫理的問題点(ジレンマ)のリストをつくってみましょう．

- 医学的視点から終末期といえるか？ また,治療の無益性についてはどうなのか？ (p141を参照)
- Kさんは現在，自分自身で判断・決定ができるのか？ (p143を参照)
- Kさんの終末期延命治療にかかわる事前指示(AD)は尊重されるべきか？ (p143を参照)
- もし意思決定能力がない場合，この状況において彼女が何を望んだであろうかを，他の人が判断することは可能か？ その場合，誰が代理判断者になるべきか？ 長男あるいは長女が最近親者であるがゆえに，母親に関する臨床上の決定をする権利があるのか？ また,家族内に意見の不一致がある場合はどのように対処すべきか？[代理判断者の問題] (p144を参照)
- Kさんの終末期延命治療にかかわる事前指示(AD)は法的に有効か？ このような"治

療差し控え・中止"のケースについて，海外ではどのように考えているか？（p144 を参照）

- もし，K さんの意向にしたがって治療を施さない場合，法的に問題とならないのか？このような"治療差し控え・中止"のケースについて，日本ではどのように考えられているか？（p144 を参照）
- もし，K さんの意向に反して，経管栄養あるいは PEG を実施した場合の倫理的問題は？一度取り付けたら外せないのか？［倫理的に区別しにくい医療行為］（p146 を参照）
- K さんの自己決定権（自律尊重原則）と，善行原則（医療者は患者に"善"をもたらすべき）が対立する．この倫理的葛藤をどのように考えるのか？［倫理原則の対立］（p147 を参照）
- K さんの極端な衰弱を目の前にして無力感を感じているスタッフや家族に対して，どのような支援・助言をすればよいのか？（p147 を参照）

3　Case-11 へのコメント

1　**医学的視点から終末期といえるか？　また，治療の無益性についてはどうなのか？**

ここに，倫理学者バーナード・ロウ(Lo B)による「治療に関する臨床判断」のフローチャート（図3-6）を示す．このフローチャートに沿って考えてみたい．

まず，この K さんのケースについての"正しい事実認識"をするために，ジョンセンの 4 分割表[*3]をつくってみる．ケースを，①医学的(身体的)事項，②高齢者の意向，③ QOL，④周囲の状況，という 4 項目に分け，それらのどこかにもれなく当てはめる作業である（図3-7）．

医学的事項

- 7年前，アルツハイマー病と診断
- 4年前，FAST分類5，食欲不振
- 1年前，叫び声，ぶつぶつ言う
- 現在，水分の反射的嚥下のみ（FAST分類7）

本人の意向など

- 約8年前，尊厳死に関する公正証書
- 単に死の経過を引き延ばすだけの人工的水分栄養補給は望まない
- 清潔に保つケア，疼痛緩和措置を望んでいた
- 「早くお父さんにお迎えに来てほしいの」
- 現在，意思表示不可能

QOL

- 88歳，元高校教師，自立心強い
- 6年前，介護施設に入所
- 経口摂取ほとんどできない
- アルツハイマー病FAST分類7
- 反射的嚥下のみ，栄養状態悪化

周囲の状況

- 夫とは8年前に死別
- 長男「母の尊厳死の意向を尊重したい」
- 長女「餓死はよくない，水分栄養補給はすべき」
- 長男，長女とも気持ちは揺れている
- 医師は生命優先，経管栄養PEGを勧めている

図 3-7　4 分割表のひとつの例

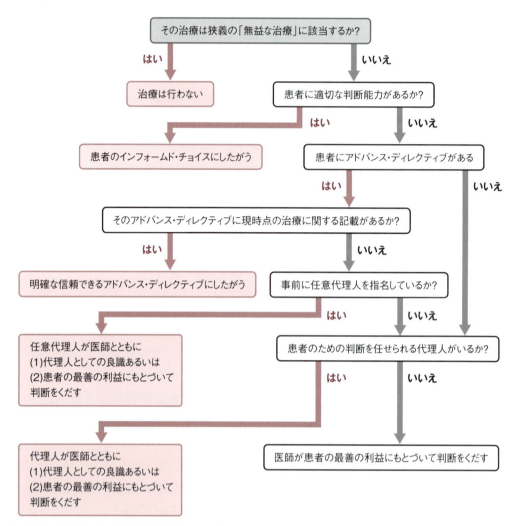

図 3-6　治療に関する臨床判断のフローチャート
(Lo B（2000），北野喜良，他訳（2003）：医療の倫理ジレンマ　解決への手引．西村書店．)

Kさんはアルツハイマー病終末期であり，経口摂取がほとんどできず栄養状態が悪化しているが，回復不能な終末期といえるかは疑問である．実際，アルツハイマー病の経過は長く，いつからが終末期かを明確に定義するのは困難なことが多い．Kさんの摂食不良についての医学的評価を継続して検討する必要があるだろう．

このケースをアルツハイマー病だけで説明するには進行がやや早い感もあり，ただ単にアルツハイマー病の悪化によるものなのか，うつ状態はないか，あるいは，まだ診断されていない嚥下障害や治療可能な他の医学的病態はないか？　などを検討する必要がある．さらに，ケアの実践や環境の問題が，摂食不良に影響していないかも検討するに値する．

しかし，主治医は，（余命が長くないことは一般的に推定できたとしても）水分栄養補給により一時的な回復は望める可能性はあると考えている．したがって，医師の職業倫理として"人の命を救うこと"が第一であり，治療はまったくの"無益ではない"と考え，治療継続を提案した．

過剰な水分・栄養補給はかえって気道分泌物を増加させ，浮腫・失禁・悪心嘔吐をまねく．患者に苦痛を与えることがあるという医学的事実と，患者自身の人生観や治療目標に配慮しながら，治療すること・治療しないことの利益と負担（苦痛）を総合的に考慮し，積極的医療が必要かどうかの決定がなされるべきである．なお，日本緩和医療学会が「終末期がん患者に対する輸液治療のガイドライン」(http://www.jspm.ne.jp/guidelines/glhyd/glhyd01.pdf)を作成し，公開している．

2　Kさんは現在，自分自身で判断・決定ができるのか？

意思決定能力があれば，倫理4原則のひとつである"自己決定（自律）"が尊重される．しかし，意思決定能力は，認知症の進行度だけで一義的に決まるものではなく，経時的に課題ごとに変化する．

Kさんの場合，公正証書（公証人の前で書かれた書面）を作成した8年前には"意思決定能力"があったと判断してよい（公証人法によれば，公正証書を作成するには，公証人自らがその内容を聞き取り，また，記載内容を本人に読み聞かせること，本人も署名押印するので，本人の能力が慎重に吟味されている．公証人法35条,39条）．入所後の「早くお迎えにきてほしい」と表現した時点では，意思決定能力の有無については微妙なところである．

また，現時点では意思の表出すらできず，明らかに意思決定能力はない．

3　Kさんの終末期延命治療にかかわる事前指示（AD）は尊重されるべきか？

Kさんに意思決定能力がなく自己決定できない場合には，できるかぎり"本人の真意"を知る努力が必要である．Kさんは元来自立心が強く，公正証書を残しておいたわけであるから，彼女の願望・価値観・人生観を反映するADは尊重されなければならない（米国においてはADはリビングウィル法として法制化されているが，日本においては法的拘束力はない）．しかし，医学的事実判断・倫理的価値判断・法的判断のバランスについて，関係者間で十分なコミュニケーションをとる必要がある．

第3章 ● 終末期ケアの介護倫理

ADは，本人の真意が不明なまま，代わりに決定をしなければならないという家族の心理的負担を軽減することができる一方で，そのADの内容が，現時点の患者本人の最善の利益に沿わないと考えられる場合には，家族にさらなる"悩み"を与えることにもなる．事前指示は，本人の"自律・自己決定権"を尊重するという意味でたいへん重要ではあるが，いくつかの問題点もある(p19，p156~157を参照)．

4 代理判断者の問題

もし意思決定能力がない場合，この状況において彼女が何を望んだであろうかを他の人が判断することは可能か？ その場合，誰が代理判断者になるべきか？ 長男あるいは長女が最近親者であるがゆえに，母親に関する臨床上の決定をする権利があるのか？ また，家族内に意見の不一致がある場合はどのように対処すべきか？

Kさんに現時点で意思決定能力がないと判断された場合は，

①事前指示(AD)⇒②代行判断⇒③最善の利益判断(p38を参照)によって，代理判断者による代理判断が行われることになる．

現在，日本においては，米国のような医療任意代理人制度，持続的代理決定委任状(DPA)がないため，誰が代理判断者になるのかは，(代理判断者の価値観・考え方が反映される可能性があるため)大きな問題である．とりわけKさんの家族のように，家族内で長男・長女の意見が相違している場合は，さらに問題が複雑化する．

5 Kさんの終末期延命治療にかかわる事前指示（AD）は法的に有効か？

このような"延命治療をしないこと"のケースについて，海外ではどのように考えているか？(海外のケースについてはp118-120を参照)

日本において"尊厳死法"の法制化のめどは立っておらず，現時点では法的有効性があるとはいえない(事前指示どおりにしても当然の免責を受けることはない)．しかし，一般国民の66％は「事前指示書作成に賛成」(医師77％，看護78％，介護76％)であり(終末期医療に関する調査等検討会報告書，平成30年3月)，ADの尊重に肯定的である．

また，「事前指示を尊重することは重要であるけれども，法は国家意思の表明であるから，それと尊厳死の法制化とは別問題である．終末期においても適切な医療やケアがなされ，自己決定権をはじめとする患者の権利が守られ，かつ，医療ケアチームと患者本人および家族との間に信頼関係があり，コミュニケーションが尽くされている場合には，実際，延命治療をしないことが法律上の問題とされることは少ない」という法律家の意見もある[12]．

6 もし，Kさんの意向にしたがって治療を施さない場合，法的に問題とならないのか？ このような"治療差し控え・中止"のケースについて，日本ではどのように考えられているか？

海外では，本人の自己決定にしたがって「延命治療をしない」とされた判例が多くある．日本においては，数少ない先例のなかで，治療差し控え・中止の要件は，東海大学事件で示された前述の3要件(①治癒不可能，回復の見込みがない，末期状態，②患者の意思表示がある，

③治療行為の中止の対象になる措置)を参照することになる(p120 を参照).

東海大学事件の判決以外では,川崎協同病院事件の判決が参考になる.

川崎協同病院事件

気管支喘息重積発作に伴う低酸素性脳損傷で意識が回復しない 58 歳の男性患者に対して,家族の依頼にもとづいて気管内チューブを抜き去り,その後,筋弛緩剤を准看護師に静注させ,死亡させた事件である.

(1) 一審判決 (横浜地方裁判所,平成 17 年 3 月 25 日判決)

治療中止の要件として,「医学的に治療や検査を尽くし,他の医師の意見も聞き,回復の見込みがなく死期が迫っていることが確実なこと」「十分な情報が提供され,説明がなされていること―理解判断できる患者が任意かつ真意にもとづく意思を表明」「患者が意思の表明をできない場合にも,真意の探求(患者の生き方・考え方をよく知る者による患者意思の推測)を行うことが望ましい」「真意が確認できない場合は,"疑わしきは生命の利益に"をあげ,患者本人の死に方に関する価値判断を,医師が患者に代わって行うことは相当でないとした.

(2) 控訴審判決 (東京高等裁判所,平成 19 年 2 月 28 日判決)

「本件患者のように,急に意識を失った者については,元々自己決定ができないことになるから,家族による自己決定の代行(これが「前者」)か,家族の意見等による患者の意思推定(これが「後者」)かのいずれかによることになる.前者については,代行は認められないと解するのが普通であるし,代行ではなく代諾にすぎないといっても,その実体にそう違いがあるとも思われない.そして,家族の意思を重視することは必要であるけれども,そこには終末期医療に伴う家族の経済的・精神的な負担等の回避という患者本人の気持ちには必ずしも沿わない思惑が入り込む危険性がつきまとう. ……(中略)…… 自己決定権という権利行使により治療中止を適法とするのであれば,このような事情の介入は,患者による自己決定ではなく,家族による自己決定にほかならないことになってしまうから否定せざるをえないということである.後者については,現実的な意思(現在の推定的意思)の確認といってもフィクションにならざるをえない面がある.患者の片言隻句を根拠にするのはおかしいともいえる.意識を失う前の日常生活上の発言等は,そのような状況に至っていない段階での気軽なものととる余地がある.本件のように被告人である医師が患者の長い期間にわたる主治医であるような場合ですら,急に訪れた終末期状態において,果たして患者が本当に死を望んでいたかは不明というのが正直なところであろう」として,家族の意思を根拠にする判断に疑問を投げかけた.

第**3**章 ● 終末期ケアの介護倫理

このKさんのケースは，アメリカの判例を参照すれば，本人の「延命治療を望まない」意思が明確であり，"延命治療をしないこと"は可能であると思われるが，翻って日本の判例を参照すれば，現在の状態が医学的に末期状態といえない可能性があり，医療者は医療契約上，治療をする義務を負うと判断される可能性もある．通常治療義務は，その治療が無益と考えられるまで行うとされるが，この「無益」を何とするのかについては，医学的観点だけで決めることができる場合ばかりではないため(患者本人の人生観・治療目標など，倫理的価値判断も含まれる)，この判断はたいへんむずかしい．

7 もしKさんの意向に反して，経管栄養あるいはPEGを実施した場合の倫理的問題は？ 一度取り付けたら外せないのか？

(p116，「倫理的に区別しにくい概念」を参照)

倫理的には自律・自己決定の原則はたいへん重要である．したがって，ADが適切であると判断されれば，Kさんの意向にできるだけ沿う方向に考えていかなければならない．

一方で，「KさんのADは，現在の病気・治療の内容について十分に想定・理解してなされていたのか？」「治療法の進歩など周囲の状況の変化や自身の考え方の変化によって，ADの内容そのものに変化はないのか？」を再考する必要がある．また，「経管栄養による利益が，本当に負担を上回っているのか？」など，客観的にみて現時点のKさんの最善の利益に合致しているのか，関係者全員で話し合われなければならない．

(1) PEGは一度取り付けたら外せないのか？

"作為"と"不作為"の区別，あるいは"治療を中止すること"と"最初から治療を実施しない(差し控える)こと"との区別の問題である．倫理的には，本人にとって最善の利益になるようにすればよく，"中止すること"と"差し控えること"に実質的な違いはないといくつかの理由からいわれている．

法的にも，(作為義務がある場合には)不作為犯も作為犯と同様に罰せられることになっている．たとえば，子どもが川で溺れているのを認めたとき，その子どもを助ける義務がある場合(自分の実子)は，不作為(助けない)であっても，不作為犯(法的には保護責任者遺棄罪)となるし，助ける義務がない場合は，不作為は処罰の対象とならない．終末期医療に則していえば，治療義務があるかぎり，不作為は処罰の対象となる．

(2) PEGは通常な医療か？ 過剰な医療か？

PEGを過剰な医療とみなせば，差し控えたり，中止したりしてもかまわないが，通常の医療とみなせば，やめてはならないという考え方である．倫理的には，事例ごとに，その治療による患者の受ける利益と負担を比較して本人の意向を確認すればよく，この区別は不要であるとされている(p118の「クラレンス・ハーバート裁判」を参照)．

(3) 人工的水分栄養補給（経管栄養・PEG）は医療か？ ケアか？

経口摂取の努力は日常的ケアであるというコンセンサスはあるであろう．したがって，最期

146

まで経口摂取の努力と口腔内ケアは実施すべきである．人工的水分栄養補給については賛否両論がある(p124 を参照)．

(4) PEG の差し控えは"死"を意図したものではない！

これは"意図した結果"と"予見していたが，意図したわけではない結果"を区別するという考え方である(二重結果の理論)．

この K さんのケースに当てはめた場合，「K さんの死を"意図"したものでなければ，PEG を差し控えることは，たとえそれによって，K さんの死が早まることが"予見"できたとしても，K さんにとって本人の望みどおり平穏な終末期が迎えられるというよい結果をもたらすので正当化される」ということになる．

8 K さんの自己決定権（自律尊重原則）と，善行原則（医療者は患者に"善"をもたらすべき）が対立する．この倫理的葛藤をどのように考えるのか？

自律尊重原則(K さんの治療の差し控えを望む自己決定権)と善行原則(水分栄養補給をして患者の死を防ぐ)が対立する．それでは，衝突する 2 つの価値のうち，どちらに重きを置くべきであろうか？　そして，それはどのような理由により正当化されるのか？　自律尊重原則が善行原則より，つねにより上位にくると考える倫理学者もいるが，やはりケースバイケースで考えていくほうがより現実的であろう．

(1) 自律＞善行原則

治療による利益よりも，苦痛や負担のほうが明らかに大きいときは，自己決定にしたがい緩和ケアを優先することが考慮される．その際，残された時間が限られていることに配慮することも重要である．残された時間が短い場合には，残りの人生をどのように生きるのか？　どのような QOL を望むのか？　は，本人の価値観・人生観を尊重すべきだからである．

(2) 自律＜善行原則

K さんの自己決定の内容に配慮しながらも，明らかに治療による利益が大きく，苦痛や負担が少ない(すなわち，最善の利益にかなう)との判断の一致がある場合には，善行原則が優先されることもある．

その他の対立する倫理的価値(善)として，"平穏な死 ⇔ 身体的機能の維持"などもあげられよう．

9 K さんの極端な衰弱を目の前にして無力感を感じているスタッフや家族に対して，どのような支援・助言をすればよいのか？

K さんの家族に必要な支援を提供するためには，介護スタッフもまた，どのように自身の感情に対処し，それを乗り越えるかについて考える必要がある．スタッフ会議を立ち上げ，「K さんの言動を，どの程度本人の明確な選択であると解釈してよいか」「スタッフや家族は，本人の願望を正確に理解しているか」などを再考する．

第3章 ● 終末期ケアの介護倫理

　また，第三者の意見を聞くために，施設内倫理委員会・倫理コンサルテーションなどに助言を求めるのもひとつの方法であるが，日本では介護領域におけるこのような仕組みはまだ不十分である（倫理コンサルテーションの実際についてはp152を参照）．今後の介護領域における倫理コンサルテーションの発展に期待したい．

　もし，Kさんの要望に反して経管栄養を実施した場合，身体症状の一時的な改善がみられたとしても，家族やスタッフは本人意思に沿わなかったことに対して，「本当にKさんの残りの人生にとってこれでよかったのだろうか」と苦悩するであろう．

　また，逆に本人の望みどおり快適ケアのみを提供し，PEGによる水分栄養補給を差し控え，数週間後にKさんに平穏な死が訪れたとしても，それを遂行する役目を担った家族やスタッフは苦悩を感じるであろう．

　ADを実行する"的を射た時期"であったかどうかについても悩むであろうし，それが法に抵触しなかったかどうかも悩みの種になる．"決断した方針「延命治療をしないこと」を実行に移すこと"は，さらなる葛藤の階段を一歩登らなければならないのである．

　尊厳を保った終末期ケア（エンド・オブ・ライフ・ケア）を実践するには，医学的事実だけでなく，倫理的価値の問題も重要である．倫理的には，高齢者の終末期ケアについてひとつの正解があるわけではない．倫理的感受性を高め，「このケースにおいて何が倫理的に問題なのか」という倫理的気づきをすること，そして，すべての関係する人びととのコミュニケーションを大切にし，かけがえのない"一人ひとり"について考えることが重要である．

注

＊1　PEG　経皮内視鏡的胃瘻造設術（percutaneous endoscopic gastrostomy）．開腹術を必要とせず，内視鏡を用いて，栄養チューブを経皮的に胃の中に挿入する胃瘻造設の方法

＊2　緩和ケア　WHOによる定義は次のとおりである．Palliative care is an approach that improves the quality of life of patients and their families facing the problem associated with life-threatening illness.（"緩和ケア"とは「生命を脅かす疾患に関連した諸問題に直面した，患者および家族のQOLを改善するためのアプローチである」）

＊3　ジョンセンの4分割表　ケースを図のように〈医学的身体的事項〉〈高齢者本人の意向〉〈QOL〉〈周囲の状況に分けて，まずケースの正しい事実認識・分析をしようというものである

文献

1）Standards and Accreditation Committee（1996）：General Medical Guidelines for Determining prognosis in Selected Non-cancer Disease．The National Hospice Organization.

2）NPO 在宅ケアを支える診療所・市民ネットワーク：平成 17 年度　厚生労働省老人保健健康増進等事業による研究報告：認知症高齢者の在宅生活の継続を支える地域の医療支援システムに関する調査研究Ⅲ.

3）Barber v. Superior Court. 195 Cal Rptr. 484, 147 Cal.App.3d 1054（1983）.

4）Cruzan v. Director, Missouri Department of Health. 497 U.S. 261, 110 S. Ct. 2841（1990）.

5）Tresch DD, at al（1993）：Outcomes of cardiopulmonary resuscitation in nursing homes -can we predict who will benefit?．Am J Med，95（2）：123-130.

6）Gillick MR（2000）：Rethinking the role of tube feeding in patients with advanced dementia．N Engl J Med，342（3）：206-210.

7）Finucane TE，et al（1999）：Tube feeding in patients with advanced dementia-a review of the evidence．JAMA，282（14）：1365-1370.

8）Wilson SA，et al（1996）：Hospice concepts in the care for end-stage dementia．Geriatr Nurs，17（1）6-10.

9）前掲 8）.

10）Gazelle G（2007）：Understanding hospice-an underutilized option for life's final chapter．N Eng J Med，357（4）：321-324.

11）Travis SS，et al（2002）：Obstacles to palliation and end-of-life care in a long-term care facility．Gerontologist，42（3）：342-349.

12）日本弁護士連合会：「臨死状態における延命措置の中止等に関する法律案要綱（案）」に関する意見書.

参考文献

• 箕岡真子（2008）：終末期アルツハイマー病における延命治療の差し控えと中止　Withholding and Withdrawing of Life-Prolonging Treatment From End-stage Alzheimer Disease Patients　人工的水分栄養補給および肺炎治療に関するアンケート．バイオエシックスを考える会.

• 箕岡真子，稲葉一人（2007）：終末期の意思決定その 1　介護と生命倫理．総合ケア．17（8）：61-68.

• 箕岡真子，稲葉一人（2007）：終末期の意思決定その 2　介護と生命倫理．総合ケア．17（9）：56-63.

• 新田國夫編著（2007）：家で死ぬための医療とケア　在宅看取り学の実践．医歯薬出版.

• Henderson ML，et al（2003）：Improving Nursing Home Care of the Dying，Springer Publishing.

• Lo B（2005）：Resolving Ethical Dilemmas-A Guide for Clinicians．Lippincott Williams and Wilkins.

• Dunn H（1993）：Hard Choices For Loving People．A&A Publishers.

• Powers BA（2003）：Nursing Home Ethics：Everyday Issues Affecting Residents with Dementia．Springer Publishing.

• 箕岡真子・稲葉一人（2007）：ケースで考える介護と生命倫理．総合ケア，17（11）：．62-67.

• New South Wales Government（2005）：Guidelines for end-of-life care and decision-making.
　https://www1.health.nsw.gov.au/pds/ActivePDSDocuments/GL2005_057.pdf

• 箕岡真子（2007）：厚生労働省終末期医療に関するガイドライン（たたき台）についてのコメント．バイオエシックスを考える会.

• Aging with Dignity：Five Wishes.
　https://www.agingwithdignity.org

• 箕岡真子（2007）：終末期医療　事前指示書．メディカル朝日，36（5）：34.

• 箕岡真子（2008）：認知症予習ノート　事前指示書．毎日ライフ，39（2）：35.

• 塚崎朝子（2008）：大人の悠遊　体と心尊厳死．エコノミスト，86（7）：95，2008.

• 箕岡真子（2008）：認知症になる前に　事前指示書でできること．健康 2008 年春号.

• 近藤　均，他編（2002）：生命倫理事典．太陽出版.

• 生命倫理と法編集委員会編（2002）：資料集 生命倫理と法．太陽出版.

第4章

介護倫理の実践

ethics 1

倫理コンサルテーションの実際

- 「日常ケアや終末期ケアなど，高齢者介護の現場において生じたさまざまな倫理的問題をどのように解決しますか？」

- 「関係者間で意見の不一致があって，コンフリクトが解決できない場合には，第三者である倫理専門家による対話の仲介やアドバイスが解決の糸口を与えることができる場合があります」

1　倫理コンサルテーションとは

　日常ケアや終末期ケアなど，高齢者介護の現場において生じたさまざまな倫理的問題について，関係者間で意見の不一致があり，コンフリクトが解決できない場合には，第三者である倫理専門家による対話の仲介やアドバイスが解決の糸口となる場合がある．

　関係者からの依頼に対して，ケアの現場で生じた"倫理的価値に関する問題"についての不安や対立を解消するのを助ける倫理専門家（個人あるいはグループ）による助言のシステムが倫理コンサルテーション（**表 4-1**，**図 4-1**）である．

表 4-1　倫理コンサルテーションの構造と特徴

依頼者	患者・入所者本人，家族，医師，看護師，介護従事者などの関係者が，自分だけでは解決できない問題に突き当った場合に依頼するが，一般的には医療ケア専門家からの依頼が多い．
依頼内容の例	終末期の延命治療に関する困難な事例などから，物盗られ妄想・他の入所者の死亡・拘束・昼夜逆転・他の入所者の部屋への侵入や徘徊・食事の拒否・服薬の拒否・妄想などの，日常的に頻繁に起こる出来事に伴う倫理的問題まで多岐にわたる．
目的と特徴	・倫理コンサルテーションは，関係者間の対話を促進し，何が倫理的問題なのかを明らかにし（同定／分析），本人や家族，あるいは医療介護提供者が判断・決断できるように支援する（解決＝助言・支援）．したがって，ケアの内容を批判したり，本人や家族に代わって決定を下したりすものではない． ・倫理委員会[*1]と比べ，少人数のため（1〜2名のことが多い），より迅速に対応でき，倫理的専門知識も豊富であるが，助言者が少ない場合には個人の価値観・偏見が入り込みやすいという欠点もある．

152

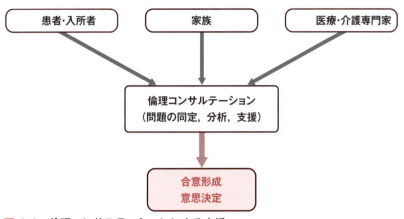

図 4-1 倫理コンサルテーションによる支援

Case-12　PEG 実施に関する倫理コンサルテーション

治療拒否の意思が明確な場合

　86 歳の L さん(女性)は，多発性骨髄腫，アルツハイマー型認知症，腎機能障害を患い，現在は介護保険施設に入所中である．

　7 年前に多発性骨髄腫と診断され，化学療法のため入院した．化学療法(VAD 療法)を 1 クール終了したが，骨髄抑制および腎機能障害が出現し，消化器症状の副作用も本人が耐えられないほど強かったため，本人・家族の意向により，以後の化学療法を実施しないことにした．また，その際に，「今回の入院は本当に苦しかった．そして，いろいろ自分の人生について考えました．今後の生き方について書き残しておくから守ってちょうだい」と話し，本人は家族に対して，今後の治療方針について以下のことを明確に告げ，書面に書き残している．

　『私は主治医に対して，もし回復の見込みがなく，末期状態で死が間近に迫ったとき，ただ死の過程を引き延ばすためだけの治療行為を差し控え・中止することを望みます．それらには，人工透析・癌の化学療法・人工呼吸器・経管栄養チューブによる治療を含みます．ただし，私自身を快適に保つこと，そして，たとえそれが私の死を早める結果になっても最大限の疼痛緩和処置は望みます」

　その後，多発性骨髄腫は悪化せず小康状態を保っていた．また，腎機能はクレアチニン 3 前後で推移していた．

　4 年前に，もの忘れがひどく，たびたび迷子になるようになったため，専門医を受診し，アルツハイマー型認知症と診断された．3 年前に家族(夫と二人暮らし)が介護しきれなくなり，介護保険施設に入所した．入所後，施設内の診療所での診察・検査は受けていたが，病院での精査は嫌がり受診を拒絶していた．認知症は次第に進行し，現在は尿便失禁の状態である．また，3 カ月くらい前から，以前よりあった腰痛が悪化しており，鎮痛座薬の使

第**4**章 ● 介護倫理の実践

用量が増えている．さらに，およそ1カ月前から食事の摂取量が減っており，ここ1週間くらいはスプーンに数口食べる程度にまでなっている．

栄養状態の悪化を危惧した主治医から，「PEGを実施してはどうか」と家族へ提案があった．PEG実施について，家族内(夫・長男・長女)において意見の不一致があり，また，医療・ケアチームにおけるケアカンファレンスでも意見がまとまらなかったため，今後のPEG実施の是非について倫理コンサルテーションを依頼した．

上記の事例について，表4-2の要領で模擬倫理コンサルテーションを実施した．以下に，模擬倫理コンサルテーションの様子を紹介する．

表4-2 模擬倫理コンサルテーション

コンサルテーションチームの編成	・看護師（倫理を学んだ経験あり） ・ジャーナリスト（新聞記者） ・倫理専門家　兼　内科医師 ・法律専門家（進行役兼任）
依頼形態	・入所者Lさんを担当する看護・介護チーム
参加者	・担当医師（今回は都合で参加していません） ・看護師A ・看護師B ・介護担当者C ・家族：夫（同居），長男（他県に住む），長女（近所に住む） ・介護施設管理者
進行方法	① 進行役：あいさつと趣旨説明，各参加者による自己紹介 ② 倫理コンサルテーションチーム：ケース（経過）および依頼内容説明 ③ 医師：医学的事実（検査データなど）の書面による補足説明 ④ 家族：夫・長男・長女，それぞれの意見を言う ⑤ 介護担当者Cの意見，看護師Aの意見，看護師Bの意見，医師の意見 ⑥ 倫理コンサルテーションチーム：各参加者へ質問（進行役の指示に従って） ⑦ 自由に意見交換・質問 ⑧ 倫理コンサルテーションチーム：よりよい解決のためのアドバイスを提供する

進行役　Lさんのご主人，ご長男さん，ご長女さん，今日はお忙しいなかお越しくださいましてありがとうございました．介護施設側からは，管理者の方，そして，看護師の方，介護担当の方がいらっしゃっています．もうすでに顔などはご存じかと思いますので自己紹介などはいたしませんが，ここに来ていただいた経緯をお話しいたしますと，施設のほうからLさんに対する医療上の処置・介護上の問題について検討すべきことがあるのではないかという相談がありました．そこで，ご家族の方にもお越しいただいて，医療・介護の側，さらに病院の外から，このような問題をサポートできるコンサルテーションにお越しいただいて，一緒にお話しする機会をここにつくらせていただきました．そういうことですから，ご自分の気持ちをしっかり出していただいて，Lさんのことをここにいるメンバーで一度しっかり考えてみようと思っています．ご家族の皆さんははじめてのことで緊張されているかと思いますが，病院，施設の方々もまた緊張されていると思います．私たちコンサルテーションチーム側は，私が司会を努めて，

154

ethics 1 ● 倫理コンサルテーションの実際

倫理を学んだ看護師，倫理専門の内科医，一般の立場から新聞記者の方の4人で進めていきたいと思いますので，どうぞよろしくお願いします．

進行役　まず施設の方にお聞きしたいのですが，いま困られていること，そして，私たちはまだLさんにお会いしていないので，医療者，介護者の方から，病状などを含めたLさんの紹介を差し支えのない範囲でお話していただくことはできますでしょうか？　どなたが一番いいでしょう？

介護担当者C　Lさんは3年前に入所されました．入所当時はほんとに明るく元気な方で，他の方のお世話までしてくださるような方だったのですが，ここ3年，急に認知障害というのでしょうか，ものの理解が落ちてきてしまっています．いま一番困っていることは，食事が全介助になっているのですが，なかなか食べていただけないという状況です．介助をしても1時間以上かかってしまって，量も全体の3分の1程度をやっと食べるか食べないかという状況なのです．あと，水分，ゼリーとか，むせない工夫をしているのですが，口には含んでくれても飲み込むことが困難な状態です．このまま放っておくと脱水症状になると思いますし，介護をする立場からはそれが一番怖いところです．

進行役　そうしますと，介護担当者Cさんがいつもしさんに食事をさせてあげているけれども，食べるのに時間がかかる，水分を含めてなかなか食べられない状況だというわけですね．それがこのままひどくなっていくと，Lさんの症状に大きな影響を与えるということですね．

介護担当者C　はい．食べていただけるように，工夫はいっぱいしているのですが，なかなか食べていただけない状況で，どうすればよいのか困っています．

進行役　他の方もLさんのケアをされていると思いますが，もし何かあれば……　どうでしょうか？　看護師Aさん，看護師Bさん．いま，Cさんからお話がありましたが，同じことでも，付け加えることでも何かありますか？

看護師A　そうですね．食べるのにかなり時間がかかって，量がとれない．そして，水分とカロリーも不十分で，生きることが難しくなっていく状況にあると思っています．

進行役　そうすると，口から食べるだけでは，ご自分を動かしていくだけの栄養を摂れない状況にあると判断されているわけですね．その点は，担当医とも同じような意見なのですか？

看護師A　担当医も同じ意見で，口から食べるということではなくて，何か他の対応が必要だとおっしゃっています．

進行役　そうですか．ご家族の方にも少しご発言いただこうと思います．Lさんのことについて，まずはご主人からお聞きしましょうか．ずっと上京されていたとお聞きしていますが，こちらの施設に入所されているLさんの状況をどのようにみていらっしゃいますか？

夫　施設のほうからお話をうかがっているなかでは，なかなか口から食事を摂取できず，ほんの少しだけ食べる程度ということで，このままの状態が続くと生命にも影響があるのではないかということで，別の方向で考えなくてはならないとうかがっています．

155

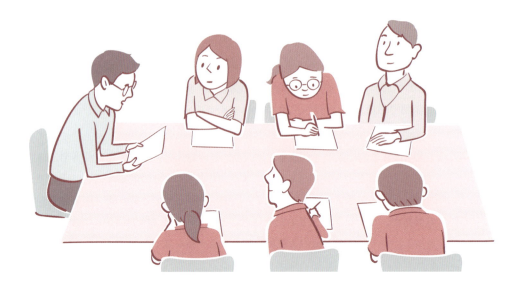

進行役 こちらに来られて，奥様の姿をご覧になって，どんな感じでしょうか？ 最近，食べられない姿を見てどんな感じですか？

夫 確かに食べられないことで，体力的に衰えてきていると感じます．ただ，7年前に多発性骨髄腫を患って，その時の治療で苦しい思いをしたので，本人も退院後，「自分がもし末期的な状況になって回復が望めないときには，延命治療などをするのではなくて，痛みなどはいやだけど，できるだけ穏やかな死を迎えたい」と，強く希望していました．その意向に沿う方向に今後もっていけたらいいなと思っています．

進行役 そうすると，病気を患った時のつらい思いをもとにして，何か事前にお話されている，あるいは書面を作られているということですね．そのことについて，ご主人としてはどんな感じでしょうか？

夫 本人の性格を考えると，妻は筋の通った頑固さがありまして，自分の意見を通す生き方をしてきました．末期になったときの延命拒否も明確に文書に残して，これはぜひ守ってほしいと言われています．生きていてほしい気持ちもありますが，本人の気持ちが延命を望んでいないのですから，そのまま穏やかな死を迎える意思を尊重したいと考えています．

進行役 そうすると，ご主人としては，いまでも奥様は書面を書かれたときの気持ちに変わりはないと思うと同時に，その奥様の気持ちを尊重したいと考えていらっしゃると受け止めていいでしょうか？

夫 はい．そのように考えています．

進行役 他の方からもご意見をお聞きして，ご主人にもまたうかがおうと思います．ご長男さんはいかがでしょうか？

長男 長男として，本来ならば一緒に住んで両親の面倒をみるべき立場なのですけど，仕事の都合で遠くに住んでおります．今日，母の状況を聞きまして，食事，水分が取れないという

ことにビックリしています．いま父からもありましたが，母は頑固で一度言い出したら聞かない性格でした．しかし，私たち子どもはかわいがってくれたというのが母の印象です．ですから，書面まで残しているわけですし，口から食べられない状況であれば，父の言うとおり，そのままにしてあげたほうがいいと思っています．

進行役　今日のようなお話は，間接的であれ直接的であれ，ある程度お聞きになっていましたか？

長男　面会も年数回と少なかったので，ここ最近の状況についてはちょっと聞いていませんでした．

進行役　ということは，ある程度は知っていたけれども，先ほど看護師さんなどからお話があったような，かなり深刻な状況であるということは，今日はじめて知ったということですね．

長男　そうです．

進行役　他の方のご意見もうかがって，ご長男さんのご意見もまたうかがいたいと思います．それでは，ご長女さん，いかがですか？　これまでのお話を通してお母様への思いをおうかがいしたいと思います．

長女　父の話のなかで母の意思が書面で残されているとありましたけれども，私はやはり何かをしてあげたいと思っていて，最低限の治療はしてほしいなと思います．ただ，詳しくはわからないのですが，お腹に開けた穴から管を通して栄養を入れる治療まではどうなのかなと思います．しかし，何もしないで餓死させることがあってはいけないなと思っています．

進行役　そうすると，お母さんの気持ちは尊重したいけれども，やはり最低限のことはしてあげたい．最低限がどのようなものかはまだちょっとわからない，という思いなのですかね？

長女　そうです．

進行役　いまのようなお話を，ご家族からまだまだ聞かないといけないのですが，看護の方々，介護の方から，ご家族の方へ向けてLさんがどんな方だったのかなどを質問するなどして，お互いにコミュニケーションをとりながら進めていきたいと思います．そして，私たちのコンサルテーションチームからも，ご家族に対して質問があればお願いします．では，施設の方から何か質問はありますでしょうか？

介護担当者C　Lさんは骨髄腫がほとんど治った状態で入所されて，食べることがとても楽しそうで，うれしそうな感じが見受けられたのですが，以前はどうだったのでしょうか？　また，Lさんがどのような日々を送られてきたのか？　自宅と施設は違うと思うのですが，施設ではノビノビとしていらっしゃる感じでした．以前はどのようなお母様だったのでしょうか？

進行役　先ほどのお話でも，明るい方で，他の施設入所者の方のお世話もされていたとありましたが，施設の方から見たそのような姿と，ご家族がご存じの姿の違いですよね？　どなたがお答えになりますか？　ご主人いかがでしょうか？　ご一緒に生活されていて，食べることをLさんはどのように考えていたのでしょう？

夫　妻は家庭の中心という存在で，子どもたちにもやさしかったですし，私のことも立ててくれる明るい妻でした．食事に関しても，妻が中心でしたが，本人も食べることを楽しみにしていました．元気な時はそのような感じだったのですが，病気を患ってからは，薬を飲んだり，体のこともあったりで，食事の量もだんだん減っていたのも事実です．食事に興味がないわけではないのですが，元気だった時に比べると，食事に対する執着は若干少なくなってきたのかなと思います．

進行役　そうですか．娘さんはよくこちらの施設にお越しになっていますよね．以前の様子もいまの様子もよくご存じだと思いますが，お母様の食べることに対する様子を少しお話いただけますか．

長女　小さい頃から何でも手づくりしてくれた母なので，食べることには，栄養などいろいろ気をつかって作ってくれました．ですから，いまの執着がない状態は，病気がそうさせるのかなと思います．

進行役　お見舞いをされても食べ物に執着がないなというのは，やはり感じられますか？

長女　はい．

進行役　そうすると，以前の姿とは差があるなという感じですかね？

長女　はい．

進行役　ご長男さん，いかがですか？　お母さまの昔の話でも全然かまいませんので．

長男　小さい頃，お願いすれば快く作ってくれました．そういうイメージですね．食べている姿は，イメージが浮かばないのですが，料理をいっぱい作ってくれたというイメージが深く残っています．

進行役　自分たちが食べることには非常に配慮してくれた．お母さまがどうかということについては，それほど記憶が明確ではないという感じですかね．看護の方からは何かご家族に質問はありますか？

看護師B　私たちは，入所後のことしかわからないのですが，入所前後で何か変化がありましたか？　また，スタッフには言えなくても，ご家族には何か印象に残るお話があったのではないかと思うのです．気になったことがあれば，教えていただければと思います．

夫　認知症が少しずつ進行しているせいなのかもしれませんが，以前のイメージとはだんだん変わってきています．認知症によって十分な意思表示ができないだけで，内面がどうなのかはわかりませんが，自分から何かをしようとする意欲が落ちてきている気がします．昔は家庭の中心としてもっと意欲的でした．いまは施設で介護していただいている側であることもありますが，生活に対する意欲が落ちている感じがします．それが認知症によるものなのか，施設という環境によるものなのかはわかりませんが，食べることに対する意欲であるとか，そういうものが落ちている感じはします．

進行役　ありがとうございます．それでは，私たちコンサルチームからご家族に対して，質問，

ethics 1 ● 倫理コンサルテーションの実際

聞いておきたい思いがありましたら……

倫理を学んだ看護師　施設での食事場面を，ご主人，ご長女さんはご覧になったことがありますか？

夫　私は施設によく顔を出すようにしていますので，たまたま食事の機会を目にしたことがあります．

倫理を学んだ看護師　その時にご自身で介助されたこともあったかと思います．口を閉じて拒否されるのか，それとも，食べたいのにうまく食べられないのか，そのあたりはどのように感じられますか？

夫　うまく飲み込めない，なかなか入っていかないことで，食べなくなっているのではないかと思います．

倫理を学んだ看護師　ありがとうございます．ご長女さんも同じような印象をおもちですか？

長女　母は作ることも大好きでしたが，認知症と診断されてしばらくすると，人の食事にまで手を出して食べてしまって，自分の満腹感がわからないような状態になっていました．一緒に食事をしても，途中で隔離しないと家族の食事も自分の口に入れてしまっていたのです．ですから，そんな母がいま食べられないことには何か原因があるのではないかと思いますし，体の機能低下もあるのかなと思っています．

倫理を学んだ看護師　食べられないLさんを見ることもつらい，というお気持ちがあるのですね．

長女　はい．そうです．

ジャーナリスト　Lさんは，延命治療をしてほしくないという事前指示書をお書きになっているのですよね．それは，以前のつらい治療がもとになっていると思うのですが，健康な時の判断と病気になった時の判断は異なることもあるかと思います．ご家族は，Lさんの考えに変わりがないだろうとお考えでしょうが，それはどうなのかなと私は心配しています．

夫　「これは守ってください」と，正常な判断のうちにこうして自分の意思を書き記したと考えますと，認知症の発症なども予測したうえで本人が書き残した意思として尊重してあげたいなと思っております．

ジャーナリスト　他のご家族の方，付け加えることはありませんか？

長男　父と同じ意見です．一度言い出したら聞かないという母のイメージがありますので．

長女　父の言うこともそのとおりだと思いますけど，やはり最小限の治療をして，最期を見届けたいという気持ちがあります．

進行役　いまのご家族のご意見では，お母様の気持ちを尊重したい点では共通でしょう．一方で，ご長女さんには，身内のひとりとして何かしてあげたい気持ちがあるというのが，いまおっしゃっていただいたことだと思います．今度は，医療者の側から介護をする立場として，長年Lさんを見ていて感じたことを，ご家族の話をふまえてお話しいただけますか？　一番近くで

159

第**4**章 ● 介護倫理の実践

見ていらっしゃったCさん，お願いします．

介護担当者C 元気でいらっしゃった時のLさんが，延命治療を希望しないという書面を残されていることをうかがいしました．入所以来，食べることを楽しみにしていたLさんの姿を見ています．いまは食べられない状況ですが，そのような状況を見過ごしていくことが，ケアをする私たちスタッフにとってどうなのかと悩んでいます．ただ，現実的には，他にも入所者さんがいらっしゃって，全介助が必要な方もたくさんいらっしゃいます．1時間半ほどの食事時間のなかで，4，5名の方を3名で介助しながらLさんに1時間以上をかけることが，この施設においてどうなのかと考えてしまいます．しかし，Lさんが食べない状況を見過ごすことはできませんし，たいへん悩んでいます．

進行役 施設の関係上，1人に長い時間を取れないことがわかっていながら，してあげたいという気持ちがあって，それを考えると，何か次のステップが必要なのだろうということでしょうか．看護師さんはいかがでしょうか？

看護師B ご主人，ご長男さんのお気持ちは十分にわかります．お母様が書き残された書面があって，その気持ちに沿いたいということはよくわかりますが，ご長女さんの最低限のことをしてあげたいという気持ちもよくわかります．看護師として，このままだと命を落としてしまう患者さんに，経管栄養などで命を全うする時間を少し延ばすことができるのなら，そちらを選んであげたらどうかなと思っています．

進行役 この場に出てくる前の気持ちと，ご家族のお話を聞いた後の気持ちで揺れるのは当たり前で，ご家族も同じだと思います．それでは，Aさん，何かありますか？

看護師A 私はちょっとわからなくなっているのですが，Lさんは書面を残されていますよね．病気をきっかけに自分がどう生きたいかを考えたともおっしゃっていました．その時に「こういうことをしないでほしい」と言ったことが本当にいまの状態なのか？ そのときと同じ状態なのかどうか？ ということが私のなかでの迷いです．私は，自分の人生は自分の意思で決めてもいいと思いますが，元気だった時の意思と今の意思が同じだと私たちが判断してもよいのでしょうか？ 指示書を書いた時に「どう生きたいか」ということについては何かおっしゃっていましたか？

夫 書面を書いた時点では，快適な生活を送るための治療なら望むけれども，そうでないただの延命であれば望まないという言い方をしていました．ですから，いまの状態が本人にとって快適なのかどうかを考えなければならないと思います．いまのような失禁状態になってまでも生きたいかについては，本人の性格を考えると，お腹に穴を開けてまでこの状態を維持することを望んではいないと思います．

進行役 施設長，いかがでしょうか？ ご家族，スタッフのお話を聞いて，施設としてはどのように進めていけばよいとお考えかお話しください．

施設管理者 私たちが，ケアのあり方としてふだん考えていることは，"ご本人が望むケア"です．厳密には"望むであろうケア"なのですが，ご家族の気持ち，スタッフの気持ちはもちろん

のこと，Lさんにとってそれがどうなのか？　を一緒に考える姿勢をもってこれまでやってきました．これからも，その姿勢で1つひとつのケースにあたっていきたいと思っています．これが基本的な姿勢です．

進行役　そうすると，ここでお話しいただいた疑問もそのまま出していただいて，いま皆さんにとって何が一番いいのかを悩みながら考えたことを，施設側は参考にしていくということだと思います．今日は担当医が不在ですが，コメントがありますので，Tさん（施設管理者）にお読みいただきます．

医師（施設管理者が代読）　PEGは現時点では標準的な治療法で，手技に大きな危険性はありません．したがって，実施するのが一般的だと思います．もし，PEGをしないで栄養失調で死亡したら，やるべきことをやらずに患者を殺してしまったと訴えられる可能性もあります．それを一番心配します．さらに，治療を拒否していたのはかなり以前のことですから，現在はどう考えているかはわかりません．いま自分の意思を伝えられたら，やると言っていた可能性も否定できません．いまは何をやってもわからないというのは少々言い過ぎですが，とにかく対外的に非難されたり，訴えられたりするトラブルは避けたいのです．ただ，個人的な意見としては，本人がPEGを拒否する気持ちはよくわかります．もし，自分が同じ立場だったら，自然の経過で平穏に人生の最後を過ごしたいと思います．組織の人間としてはPEGの実施に賛成ですが，個人的にはそこまでやらなくてもよいのではないかという気持ちで，難しい判断に悩んでいます．今日は都合で参加できませんが，皆さまの話し合いが実り多いものであることを願っています．

進行役　ありがとうございました．書面にある本人の意思は以前の気持ちなのですが，現在，Lさんが判断したり，意思を表現したりすることは不可能なのでしょうか？　ご主人から見られてもそうでしょうか？

夫　はい．できないと思います．

進行役　Mさん（倫理専門家），先ほどの医師からのコメントに対して，少し医学的なコメントを頂きたいのですが．

倫理専門家　私も実際に患者さんを拝見したわけではないので，いま与えられている情報のなかで議論すべき点について述べさせていただきます．まず腰痛の原因を明確にすべきだと思います．あと，食べられないことについては嚥下障害があるのかもしれません．それは本当にアルツハイマー病だけによるものなのでしょうか？　文面の情報では，FAST分類6程度ですので，本当に嚥下障害がアルツハイマー病だけによるものなのかは疑問があります．アルツハイマー病以外によるものだとすると，今後の改善の見通しを考えなければなりません．そういうわけで，いまの食べられない状況とアルツハイマー病との関係は再考してみる必要があると思います．それから，PEGの有用性についても，もう少し考えてよいのかなと思います．倫理にも関係しますが，一般的にPEG実施により一時的に検査データが改善することは確かですが，アルツハイマー病終末期であれば，余命も考えて，本当にそれでよいのかという検討を，海外等の多くのデータを参考にして考えてみる必要があると思います．

第4章 ● 介護倫理の実践

> **進行役** 医学的に見て，いまのままであれば簡単には摂食が改善しないとすると，他に医療上の手段はあるのですか？
>
> **倫理専門家** 原因がアルツハイマー病以外だとすると，一時的な経管栄養などの方法で回復することもありうると思います．
>
> **進行役** そうすると，まず考えるべきことは，食べられないことの原因を検討すること，また，場合によっては選択肢がひとつではなく複数になる可能性があり，それは医学上の問題として指摘できるだろうということですね．
>
> (続く)

2 倫理コンサルテーションに関するまとめ

1．倫理コンサルテーションの検証と意義 ·····························

1) 倫理的問題点の分析 analyze

　ケース11の倫理コンサルテーションにおいて，次の点を検証，分析する必要がある．

> **医学的事実を明確にする**
> 　医学的事実を皆が共有し，理解する．
> ・腰痛，摂食障害の原因について
> ・「回復の可能性があるかもしれない」
> **本人の意向（事前指示）の解釈**
> ・Lさんの事前指示の有効性について
> ・Lさんの事前指示の尊重について
> **標準的医療と日常的ケア**
> ・「PEGと化学療法とは違う……」
> ・「PEGはもう標準的医療……」
> ・「PEGは食事，日常的ケアの一部」
> **人的資源の公正配分の問題**
> **法的責任の問題**
> ・「標準的医療を実施しないと訴えられるかもしれない」
> **コミュニケーションの改善**
> ・家族内における意見の不一致
> ・医療，ケアチーム内における意見の不一致

ethics **1** ● 倫理コンサルテーションの実際

倫理原則の対立

・「"生命"を守ることが，医療者の一番大切な使命ですから……」

2）倫理的問題の解決 resolve

　介護現場における問題を，単に介護技術上の問題と考えるのではなく，倫理的感受性をみがき，倫理的気づきをもつことによって，倫理的問題の同定をし，論理的に問題分析をし，解決の糸口をさぐる．

（1）倫理コンサルテーションを行う際の留意点

［"生活モデル"として考える］

　介護における倫理コンサルテーションは，入所者の生活全般にもとづいて実施される（＝生活モデル）ほうが現実に則しており，よりよい解決方法を導くことができる．"患者"というよりは，「生活者としての入所者が病気を合併している」というように考える．医療における倫理コンサルテーションが，病気や治療にもとづいて実施される"医療モデル"であるのとは，異なった視点が必要である．

　したがって，医療における倫理コンサルテーションのようにまず医師や看護師などの医療関係者から意見を聴取するのではなく，今回の倫理コンサルテーションではじめに家族や介護者から意見を聴取した背景には，入所者本人の"生活"にかかわる全員で，本人のことを，本人のために考えようという趣旨がある．

［"倫理コンサルテーション"の役割を明確にしておく］

　次のような事項を明確にし，留意しておく必要がある．

- 倫理コンサルテーションは，ケアの内容を批判するものではないし，本人や家族などに代わって決断・決定をするものでもない
- 倫理コンサルテーションは，関係者間の対話を円滑にし，倫理的問題点を明確にすることによって，関係者が重要な決断をすることを支援するものである
- 倫理コンサルテーションは，アドバイス・提案をする
- 倫理コンサルテーションは，「何をすべきである」という指示はしない．ましてや，関係者に代わって決断・決定はしない
- コンサルテーションを依頼した本人・家族・医療ケア担当者が，今後の方針について判断・決定できるように助言・支援をする

　しかし，実際は，ある程度の解決策につながる提案が必要だろう

［先入観をもたずに平等に意見を聴く］

　各関係者からの意見の聴取を平等（公平）に行う．倫理コンサルテーションチームの各メンバーは，先入観や偏見をもたない必要がある．

163

第4章 ● 介護倫理の実践

[十分なコミュニケーション]

　最終的に各関係者が「十分に自分の意見を聴いてもらえた」「自由に考えていることが言えた」「十分な話し合いをした」という満足感が得られるようなコンサルテーションを心がける.

[正しい事実認識]

　正しい事実認識がなければ正しい倫理判断はできない. 可能であれば,（二次データを鵜呑みにせず）一次データを集める. 一次データには“医学的事実”のみでなく,“患者の価値観”に関するデータも含まれる.

　(例)本当に末期か？　本当に認知症か？　本人の真意は何か？　など

[誰が決めるのか？]

　倫理コンサルテーションが実施されても, 決断・決定は次の手順にしたがう.

- 本人の意思決定能力の有無
- 意思決定能力がボーダーラインであっても, 本人の選好や感情に配慮する
- 意思決定能力がなければ“代理判断”
　　①事前指示　②代行判断　③最善の利益判断

　（ただし, 事前指示があったとしても, 家族や介護担当者は, それをそのとおりに決断することにためらいや不安があるため, 関係者内で十分なコミュニケーションが必要である.

[いつ本人の事前指示を尊重（実施）するのか？]

　事前指示の内容が, 延命治療の差し控え・中止などの生命にかかわるものであれば, 実行に対してためらいや不安があり, それは介護担当者にとってやさしい問題ではない. 医療介護関係者だけでなく, 第三者の意見も十分に聴取する必要がある. 倫理コンサルテーションチームは, 倫理的・法的アドバイスも含めて, できるだけバックアップする.

3) 介護における倫理コンサルテーションの意義

　関係者全員が本人のためにともに考える姿勢とプロセスが大切である. 生活モデルとして, 本人の病気だけでなく, 生活全般にわたって考えなくてはならない.

(1) 本人の“生活”を通じて,「どのような人か？」を明らかにしていく.

　倫理コンサルテーション参加者は互いに知っていることを知らせ合い, 共通の認識をもつことが必要である.

　ひとりの入所者について“家族が見えるもの”と“医療・ケアチームが見えるもの”は異なっていることがある. 倫理コンサルテーションを契機として関係者全員で話し合うことによって, “一人称のその人”を見ようとする姿勢をもつことができ, 本人の尊厳に配慮することになる.

(2)「人がものごとを決める・決断する」とはどういうことなのか？

　この意味を考えながら話し合いを進めなければならない. 決めるということは本来, 未来

に起こる不確実に向き合うひとつの方法である．決めた時には必ずしも理解していなかったことが起こることはあるもので，むしろ決めるということは，そのような差を織り込みながら決断することである．そうして，決断したことそのものを尊重する態度が必要である．

また，"阿吽の呼吸"に頼るのではなく，"手続き的公正性"を確保することが重要である．すなわち，密室ではなく，関係者皆で協働して，その入所者のために考え，話し合ったという事実（プロセス）が大切である．

(3) 倫理コンサルテーションチームそのものに教育をする役割がある

今回は，外部のメンバーによって倫理コンサルテーションチームを構成している．しかし，将来的には，施設内において倫理的助言ができる人を養成することも必要であろう．日本臨床倫理学会は，適切な倫理的助言のできる「臨床倫理認定士」の養成研修を実施している．

2. 倫理コンサルテーションのこれから

残念ながら，日本の介護施設においては，これまで，このような倫理コンサルテーションの試みはなされていなかった．そこで，今回，群馬県立高齢者介護総合センターの協力を得て，日本ではじめての模擬倫理コンサルテーションを実施した．今回の模擬倫理コンサルテーションが，介護施設において独自の倫理委員会や倫理コンサルテーションが実施されるための布石になり，今後の日本における介護分野の倫理コンサルテーション発展の第一歩となることを期待している．さらには，地域における適切な多職種協働の実践のために"地域における倫理コンサルテーション"も今後の課題である．

皆さんは，次の2つの事例をどのように分析・解決しますか（解説は付いていません）．

考えてみましょう！　その1

Xさんは80歳の男性．商社の営業部長として60歳の定年退職まで勤め，5年間の海外赴任も経験している．退職後は再雇用で65歳まで勤務した．その後は，地域のボランティアなどで比較的,活動的に暮らしていた．5年前に妻をがんで亡くしてからは一人暮らしで，家にこもりがちであった．Xさんはひとりっ子で，妻の死後は親戚付き合いもまったくない．2人の子どもがいたが，長男は8年前に事故死し，次男とは昔から対立することが多く，米国在住のため10年以上会っていない．

妻の死後，もの忘れがひどくなり，比較的急速に進行した．血管性認知症と診断され，最近は亡くなった長男の妻が日常の世話をしていた．1年ほど前から誤嚥性肺炎を繰り返すようになり，最近，食事中に大量の食物を誤嚥して窒息．救急施設へ入院している．一命は取り留め，現在は一般病院に移ってリハビリテーション中．現在の主治医からは「家庭

でのケアができなければ施設入所をお勧めします．ただ，現在は医療系の施設に空きがなく，滞在型の施設への入所になります．そのため，点滴などによる治療ができず，入所にあたっては胃瘻を造設する必要があります．ご本人が判断できない状況ですので，ご家族で相談してください」との説明があった．また，現在入院している施設は一般病院のため，あまり長い間は入院はできないと言われている．Xさんに経済的な問題はない．長男の妻からは，『お義父さんは，働いている頃，海外出張も多く忙しかったため，食事を唯一の楽しみにしていました．自分で食べられなくなるのであれば，胃瘻で長く生きることを希望はしないと思います．元気な頃，最後はぽっくり逝きたいと言われていましたし……」との返事があった．

考えてみましょう！　その2

　Yさんは80代の男性．入院のうえVF，VEにもとづく慎重な嚥下機能訓練を実施したが，誤嚥性肺炎を反復している．現在は経鼻経管栄養であるが，胃瘻のほうが苦痛も少なく，肺炎のリスクも下がると主治医（内科）は考えていた．しかし，本人は「胃瘻は切腹のようで嫌だ」と言い，妻も本人の意思を尊重した．入院2カ月後（1月上旬），中心静脈栄養管理に変更したところ，誤嚥性肺炎や栄養状態が改善し，Yさんはやや元気になっていた．1月19日，本人から「食べられないのがつらい．死んでもいいから食べたい」と切実な訴えがあり，妻も「本人の意思を尊重して食べさせてあげたい」と申し出た．本人と家族の意思を確認した後，嚥下カンファレンスを開催し，栄養摂取は現状のまま中心静脈栄養管理とするが，家族が持ってきたものであればベッドサイドで食べることを黙認する方針とした．1月21日，妻が持参したお粥，カステラ，干し芋を数口食べたところ，激しくむせて窒息状態となったが，救命でき，誤嚥性肺炎は認めなかった．翌22日，Yさんは，はっきりと聞きとれる声で「食べられてよかった．今度は餅が食べたい」と話し，笑顔が多くみられ活気も改善していた．摂食時の姿勢を看護師が妻に指導し，23日，妻が持参した煮物をむせながらも数口摂取できた．24日に誤嚥性肺炎を再発し，抗菌薬治療を施行した．25日にも妻がお粥を持参し，むせることなく，ひと口摂取した．発熱は落ち着いていたが，26日から肺炎の増悪傾向を認め，抗菌薬治療を施行するも1月30日死亡した．

　妻が2月13日に来院し，次のように述べた．「やっと落ち着きました．お世話になりました．あんなに食べたがっていたから，最後に少しでも食べられてよかった．むせた時は怖かったけど，病院だったから安心だったし，うれしそうに食べられてよかった．餅を食べたがっていたから，餅を食べさせたかった」

（箕岡真子，藤島一郎，稲葉一人：摂食嚥下の倫理．ワールドプランニング，2014．を参考に作成）

> ethics 1 ● 倫理コンサルテーションの実際

> **COLUMN**　　**倫理コンサルテーションを終わっての感想**
>
> 　次の感想は，倫理コンサルテーションの本質と役割を的確に表している．
> 「よい勉強をさせていただきました．多職種連携ケアの実践の前提には，"多職種連携学"があると思っています．しかし，医療のことなどに関して共通認識をもとうとすれば，ケア職はひたすら医療職を追いかけなければならず，そこには疲弊と諦めが伴うのがつねです．しかし，『医療とケアにおける倫理』という視点は，医師にとっても看護師にとってもケアマネやケア職にとっても，まったく新しい視点で横一線のスタートを切れる格好の協学の材料だと思います．倫理的ジレンマを意識することは，私たちのケアや医療の質を高めるだけでなく，私たちのこころのケアにつながることになりそうだということです．利用者さんや患者さん，またスタッフ間とのやり取りを巡って，もやもやしている感情が，倫理的ジレンマとして整理することで，腑に落ちるものとなるような気がします．これも新しい発見でした．

注

＊1　**倫理委員会**　大学，研究所，病院に設置されている．院長らの諮問機関であり，国の研究倫理指針は設置を求めている．医療者だけでなく，社会・市民からの代表を構成員とする．しかし，病院等のこれまでの倫理委員会は，研究審査を目的としているので，臨床における問題を解決するためには，倫理コンサルテーションのような，よりフットワークのよいチームづくりをすることが効果的であろう

介護事故の裁判外紛争解決
ADR とメディエーションの実際

- 「介護事故が起こったら，法的な争いになってしまうのでしょうか？ 事故の関係者だけで，話し合って解決できるのでしょうか？」
- 「第三者が入って解決する，メディエーションという手法を知っていますか？」

1 アクシデント発生　そのとき！　それから？

介護の事故には，次のようなものがあげられる．
- のどに食事を詰まらせて窒息する
- 食事中や就寝中の急変，また，原因不明の心停止
- 歩行中の転倒による骨折など
- ベッドや椅子からの転落による骨折など
- 職員による直接の介護中（移動させたり，入浴させたりする際）の転落や，骨折など

転落，転倒が起こったとき，介護ベッドの転落防止用手すりに問題があったのかもしれないし，いくら配慮しても転倒は免れなかったのかもしれない．また，お世話をする高齢者が急に亡くなられた場合も，その急変は予想できないものだったのかもしれない．

介護者は決して手を抜いていたのではなく，人員が少ないなか一生懸命に介護をしていた．高齢者が傷ついたことには心から残念と思っているが，法的責任を考えると謝ることには抵抗がある．しかし，家族はどのように思うだろうか．家族から，介護行為に問題があったのではないかと詰め寄られたらどうすればよいのだろうか．

ethics 2 ● 介護事故の裁判外紛争解決

考えてみましょう！

　もし，介護ベッドの転落防止用手すりに，高齢者らが首や衣類をはさまれ死傷する事故が，あなたの施設やあなたが訪問する家庭で起こったらどうしますか？

　もし，あなたがお世話をする高齢者が，施設で転倒して尻餅をつき骨折した場合は，どうしますか？

　もし，あなたがお世話をする高齢者が，夜間に急変して亡くなった場合は，どうしますか？

2　介護メディエーションとは

　介護に問題がなかったと考えるならば，第2章第5節「リスクマネジメント」のように，法的な紛争解決 - 裁判をすることはできる．しかし，よくいわれるように，裁判には"時間""手間""費用"がかかる．そして，何よりも裁判は，対立を対立のまま，裁判官の判断により解決するものである．

　介護は本来，"対立"する関係ではなく，高齢者のQOLを高めるために介護者と家族とが協力して，信頼のもとで行われるものである．確かに，高齢者に不測の事態が生じたことは不幸なことで，家族にとっては悲しく，誰かの責任を追及したくなる気持ちは理解できる．

　しかし，これを裁判手続で解決するとなると，手続は法的な（難しい）手続であるので，法律家（弁護士・裁判官）という，残念ながら，介護の現場に詳しくない者がかかわり，関係者が本当に満足する過程や結果を得ることは難しくなる．そのため，事故の被害者は，"事故によって一度傷つき""事故後の介護者の対応により再度傷つき""裁判によって三度傷つく"といわれている．

1. 介護メディエーションとは

　もとより，介護に関連して事故を起こさないことが倫理原則からいって第一順位である（害を与えるな）．しかし，介護の対象としている高齢者は，疾患を有していたり，認知機能に障害があったりして，リスクがあり，介護者も（法的にも）全部の日常生活への配慮を求められてはいない．

　そこで，医療事故で最近注目されているのは，裁判外紛争解決（alternative dispute resolution；ADR）のうちの，メディエーション mediation という手法である．関係者だけでは解決できない問題に第三者であるメディエーターが入り，必ずしも法的紛争解決の枠組みにこだわらず，互いの思いを交流させることによって，互いの満足度を高め，信頼関係を再構築することができる．

　これを理解するために，メディエーションの基礎を少し説明し，その後，Case-13「車椅子からの転倒と骨折」(p171)の仮想事例で介護メディエーションを行ってみる．

169

第4章 ● 介護倫理の実践

2. ADR・メディエーションの基礎

　民事・刑事責任を追及する過程では，患者・家族と医療者は互いに自分の立場(過失・因果関係があるかないか)だけを声高に主張せざるをえず，それだけに，その過程を通じて相互不信が募り，仮に勝訴しても(患者・家族にとっては認容判決，医療者には棄却判決)，双方が真の満足を得られず，疲労ないし徒労感が残ることは，論者によってつねに指摘されているところである．

　そのため，このような法的訴訟という手段を用いることなく，紛争を解決することが求められるが，その作業に入る前にまずは，事故の被害者である患者・家族の心情について理解する必要がある．

- 医療や介護事故のように，事故被害者に責任がない場合，その心的外傷は強まる傾向にある
- 医療や介護事故は，患者や高齢者を助けるはずの医療者や介護者から患者らが傷を負わせられるという点で，他の事故に比べても異例で，患者らの強烈な反応を引き起こす
- 医療や介護事故にあった患者らは苦痛の記憶に苦しみ，交通事故にあった人や死別や暴行を経験した人より，さらに重篤な心的外傷を被る．
- 死が突然で，予測されなかったときは，悲嘆からの回復に失敗しやすい

　また，このような影響を負った患者・家族が訴えを提起する理由についての調査も多数行われている．他方，事故を起こしたとされる医療者がどのような思いでいるかについては，さまざまなインタビューや文献により，おおむね次の諸点にまとめられる．これらを見ると，患者・家族と事故当事者の思いが，意外にもとても似ていることがわかる．

患者・家族が訴えを提起する理由
- 情報を開示してもらい，説明を受けたい
- 真相を知りたい
- 謝罪してほしい，誠意を見せてほしい
- 二度と事故が起こらないようにと，再発防止を求めている
- 適切で迅速な補償をしてもらいたい

事故を起こした医療者・介護者の思い
- 事故が生じたさまざまな条件を患者・家族に説明したい
- 真相を追究したい
- 多くの医療・介護者は，治癒・救命できなかったことに忸怩たる思いを抱き，できれば直接詫びたい気持ちがある

ethics **2** ● 介護事故の裁判外紛争解決

- 真相を究明し，二度とこのような不幸な事故が起こらないように防止策を工夫したい

3. 介護の特殊性

ここまでは，おおむね医療事故での特徴を示したが，医療に比べて介護には次のような特徴もある．

病院のほうが，専門的な医療を間違いなく施されることを期待され，それだけにミスに対して責める気持ちが出るが，施設では，家庭では必ずしもできない介護を肩代わりしてもらっていることから，日常行為が期待されている．被介護者はおおむね高齢者で認知機能の低下があり，医学的・専門的治療より，現状維持的で快適な日常生活を送れることが望まれている．介護期間は長期にわたるため，家族との関係も長期にわたるが，薄いものとならざるを得ない．しかし，以上のことはあくまで一般的な特徴であり，一概にはいえないことには注意が必要である．

では，次の事例で，"対話がうまくいかなかった場合"と，"メディエーターが入って対話ができた場合"を，スクリプトで学んでみよう．

Case-13　車椅子からの転倒と骨折

特別養護老人ホームでの出来事である．ショートステイ利用者のMさんは，第三者の介助があれば杖なしでの歩行も可能であるが，施設内では車椅子を利用していた．やや重い認知症（要介護4の認定）で，激しい周辺症状があり，たびたび職員や他の利用者に暴言を吐く，着替え介助の際には職員を叩く，引っかくなどの言動があった．

午後8時すぎ，他の利用者のオムツ交換をするために，職員Bはフロアを離れた．すると，「ドスン」と音が聞こえ，職員Bが確認に向かったところ，Mさんが車椅子の横で床にうつぶせに倒れていた．職員Bは他の職員を呼び，一緒にワーカーステーションへとMさんを連れて行った．Mさんの額には血がにじんでいたが，他に打撲などは見当たらなかったようである．

職員Bはすぐに看護師へ連絡し，Mさんの負傷の状況を伝え，看護師から要請を受けた近隣病院の医師が往診，Mさんの頭部にアイシングをし，1～2時間おきにバイタルチェックを行うよう職員に指示した．翌日，Mさんは同じ病院で診察を受けた．頭部のX線撮影およびCT検査を行い，足の骨折の有無を確かめるために膝関節などを動かしたが，その際，Mさんは痛みを訴えたり苦痛な表情をしたりせず，医師は骨折の疑いはないと判断した．後日，再度X線撮影をすることになったが，今度はMさんがひどく抵抗し，結局十分な検診がなされずに"大腿骨には異常なし"の診断が下された．

第4章 ● 介護倫理の実践

　　事故から1週間後，施設側はMさんが歩行困難にならないよう，リハビリとして足の曲げ伸ばし運動を施した．ところが，この運動の最中にMさんが痛みを訴え，今度は整形外科を受診したところ，左大腿骨頸部骨折と診断された．Mさんは緊急の手術を受けたが，両股と膝の関節が拘縮し，両下肢の機能が低下してしまった．

3 メディエーションに関するまとめ

1. 問題点の整理

　　Mさんが転倒した場面を誰も見ていません．法的には，
- 転倒事故などの発生は予見可能であったのか
- それを前提として，施設側の対応は十分であったのか
- 最初の段階で，足の骨折が判断できなかったのか

などが問題となり，法的な手続，とくに裁判手続で判断を仰ぐためには多くの証拠を集め，法律家を介して正しく主張することが必要となります．

2. 話し合いの実際　2つの事例

1）メディエーターがいない場合

　　施設は，Mさんの緊急連絡先である長女に連絡をしたところ，長女から連絡を受けた次女Cさんが急いで施設にやってきた．CさんはめったにMさんの面会に来ていない．

施設長　このたびは，Mさんが車椅子から落ちてけがをされたことに心からお詫びを申し上げます．

Cさん　私のところに連絡があったのは事故から2日も経ってからで，私も仕事をかかえているのに，ここまで来なければならず，また，母がひどい骨折を負ったようですが，その責任はどうしてくれるのですか．

職員B　事故の様子は誰も見ていないのです．

Cさん　そんな無責任なことが許されるのですか！

職員B　事故が起こった時は約70名の利用者がいました．夜勤帯で職員は1人で20名以上の利用者の介護を担当しなければならない状況にあったので，そこまで手が回りませんでした．

Cさん	しかし，特別養護老人ホームの場合，介護職員の人員配置基準は利用者3に対して1という割合なのじゃないですか．そのようなパンフレットを見た記憶があります．
施設長	それはあくまで常勤換算の人数なので，夜勤帯には20対1ということも起こりうるのですよ．
Cさん	事故後は，すぐに医療スタッフが来たのですか？
職員B	すぐに看護師に連絡し，Mさんの負傷の状況を伝えました．そして看護師は，隣接する病院の医師に往診に来てもらうよう連絡を入れました．往診した医師は，Mさんの頭部にアイシングをし，1～2時間ごとにバイタルチェックを行うよう職員に指示しました．翌日，Mさんは日勤の職員に連れられて，同じ病院で診察を受け，頭部のX線撮影とCT検査を行い，足の骨折の有無を確かめるために膝関節などを動かしました．その際，Mさんは痛みを訴えたり苦痛の表情をされなかったので，医師は骨折の疑いはないと判断したのです．後日，再度レントゲン撮影をすることになりましたが，今度はMさんがひどく抵抗し，結局十分な検診がなされずに"大腿骨には異常なし"の診断が下されたと聞いています．
Cさん	それは，看護師や医師に責任を転嫁しているのではないですか．もっと普段から母の様子を知っていれば，早い段階で骨折は見つかっていたのではないですか．そもそも，ちゃんと母の具合に応じて，ケアはされていたのですか．
施設長	それはちゃんと．
職員B	そう言われても，すごいたくさんの利用者で……
Cさん	これはもう責任の放棄と言わざるをえないですね．わかりました．では，弁護士と相談して，法的な手段をとるかどうかを検討します．

2）メディエーターが入った場合

もし，このケースに，第三者としてメディエーターが適切に入っていたらどうでしょうか．

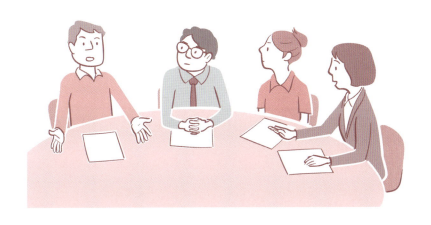

メディエーター　お仕事もあるなか，お母様の事故のことでご足労いただき，ありがとうございました．これから，施設側とCさんのお話し合いを始めさせていただきたいと思います．私は，両者のお話の仲立ちをする者です．私自身は施設の職員ですが，トレーニングを経て，施設とは別の立場でCさんのご希望や思いを施設に伝えるためにここにおります．もし，私が施設側に偏っているとお思いになったときは，率直にご指摘ください．私は公平な立場で，両者のお話が円滑に進むように全力を尽くします．何かご疑問はありますか？

Cさん　まあ，いいでしょう．

メディエーター　では，まず，施設側の経過説明から始めてよいでしょうか．（Cさんうなずく）

施設長　Mさんは，ショートステイを利用していらっしゃいました．当時，施設内では車椅子を利用し，第三者の介助があれば杖なしでの歩行も可能でした．やや重い認知症と診断されて，要介護4の認定を受けていました．

Cさん　それは知っていますが，家ではそんなに重い認知症とは考えていませんでしたが……

職員B　当時勤務していた職員のBです．このたびはご迷惑をおかけしてすみませんでした．実は，Mさんには激しい周辺症状があり，たびたび職員や他の利用者に暴言を吐いたり，着替え介助の際には職員を叩いたり引っかいたりするなどの言動があったのです．

Cさん　そんなことを聞くのははじめてです．

職員B　でも，私たちは，Mさんがとても好きでした．暴言はご病気のせいですし，普段はいろいろなお話をしてくれる"〇〇（Mさんの名前）おばあちゃん"でした．

Cさん　姉からよい老健だと聞いていましたので，今回の連絡を受けてとても動揺しました．

職員B　この夜，Mさんは機嫌よく食事をとっていただいたのですが，食後に皆と一緒にフロアでテレビを見るうちに機嫌が悪くなり，私と職員Eが，Mさんの車椅子の横に，そうですね45分くらい代わる代わる座り，気持ちが落ち着くまでお話ししていました．ところが，午後8時すぎに，他の利用者のオムツ交換をするため私がフロアを離れた時，『ドスン』という音がしました．私が行ってみると，Mさんが車椅子の横で床にうつぶせに倒れていたのです．

Cさん　車椅子のベルトはしていたのですか？

職員B　はい．その車椅子に乗ったままMさんは倒れたのです．

Cさん　そんなことがありうるのですか？

職員B　私たちもMさんが直接倒れたところを見ていないものですから．ただ……

Cさん　ただ…？

職員B　ただ，施設には他の重度の認知症のある利用者さんもいます．もしかすると，その利用者さんが車椅子のままの転倒にかかわったことも考えられます．しかし，それは利用者さんの問題で，私たちは，それらの人をふまえて，Mさんのケアをすべきだったと思います．

メディエーター　それについては施設としてはどんなことが可能ですか？

施設長　食事の後は，皆さん，少し気持ちがリラックスするのか，時々トラブルが起こります．そこで，遅番職員のシフトを一部ずらすことにより，一時的に人員配置を手厚くすることも考えるべきと思います．

メディエーター　つまり，"利用者の生活状況"からシフトを逆算することにより，利用者が不穏になる時間帯やその場所には必ず職員を配置しておくということですか？

施設長　はい．仮に防げなかったとしても，事故の瞬間を職員が目撃する可能性が高くなります．そうすれば，Mさんがどのように転倒したのかをその場で目視することができ，初期の診察において「足を骨折している可能性がある」という情報を医師に告げることもできたと思います．

メディエーター　認知症高齢者のケアを行う施設において，夜の時間帯のほうが不穏になるという人も多く，職員にとっては日中以上に高い技能と集中力を必要とするということですね．

職員B　私自身は，夜勤専門の非常勤職員でしたので……

メディエーター　夜勤専門の非常勤職員という立場では，昼間の様子も含めて，日勤の職員とのコミュニケーションをとることも課題ということでしょうか？

職員B　はい，そうですね．しかし，そのことは，今回のことについての言い訳にはなりません．

Cさん　大まかにはわかりました．皆さんが，いかに大きな精神的プレッシャーのなかで，母にケアをしていただいていたことはわかりました．しかし，これはこれ，それはそれですね．

メディエーター（Cさんに対して）　施設にしてほしいことをぜひ積極的に提言していただき，お母さんのような出来事が二度と起こらないようにしてもらえないでしょうか？

Cさん　まず連絡体制をしっかり整えてください．私は姉から聞いて，今日ここに来ました．姉は現在舅の看病がたいへんで，私へ連絡が来たのは母の手術が終わった後でした．手術の前，あるいは事故直後に来ることができて，母の要望を私が知っていたらと，悔しくてなりません．

施設長　はい．それはしっかりと受け止めます．ご家族それぞれにお伝えするような仕組みに改善することをお約束します．

Cさん　それと，看護師や医師との連携です．普段から母を知っている人が病院に付き添っていれば，いくら認知症でも母の気持ちは伝わっていたのではないかと思います．

職員B　はい．X線撮影の時も，日勤の職員だけでなく，私も行けばよかったといまでも悔いが残ります．

メディエーター　今後についてはどうしますか？

Cさん　おおむねわかりました．これからは何度かこちらに寄らせてもらい，母に会いたいと思います．

施設長　私たちも，折に触れて経過を連絡するようにします．

職員B　私は，好きだったMさんの事故にショックを受けています．今後もお母様のケアに全

力を尽くし，連絡も頻繁にとりたいと思います．本日は本当にCさんにお会いできてよかった
と思います．

メディエーター　では，これで終了してもよいですか？　また必要があれば，いつでもお申し
付けください．Cさんも直接施設にお話ししにくいことがあれば，どうぞ私にご連絡ください．
ご苦労さまでした．

3) まとめ ——話し合う場と支える人の必要性

　このケースから，事故の被害者（患者・家族）の気持ち，また，事故の加害者（とされている
人，介護従事者）の気持ちとは，本当に対立するのかということを考えてみる．

　被害者・家族には，発生した事柄とその責任に対して謝ってほしいと思う気持ちと同時に，
経験をいかして二度と起こさない努力をしてほしいという気持ちがある．事故を起こした側
の当事者や介護者・施設も，できれば対面して謝りたい，二度と起こさないようにしたいと，
少し冷静に分析すると，被害者側と共通の土俵を形成できる素地があることがわかる．しかし，
いまの介護の現場では，次のような問題がある．

- 誰もが安心して，相談したり話し合ったりするスペースがない
- 事案の説明を受けるために施設に行っても，それをわかりやすく説明する仕組みがない．
  また，事故直後に家族をケアする仕組みもない

そして，何よりも，

- 事故という大きな出来事を前にして呆然とする介護者・当事者の背中を少し押して，こ
  れを結びつける人がいない

　つまり，介護事故において，将来に向けての共通の土俵を形成し，対話をする“対話のモー
ド”が欠けていることが多いと気づくのである．

　これらの仕組みと人を用意し，実践することをメディエーション（調停）という．確かに感
情的になるだろうし，暴言を吐かれるかもしれない，しかし，それを二人，二者で越えるこ
とはできなくとも，メディエーターが第三者的に緩衝剤として，また，聴き役としてかかわ
ることで，互いがわかり合えることがある．介護の現場では話し合う力が要となるのである．

事前指示書と
アドバンスケアプランニング（ACP）

事前指示（AD）作成の実際

ethics 3

- 「事前指示書とは何でしょうか？」
- 「どんな内容を，いつ，どこで，どんな人と，どのように書いたらいいのでしょうか？」
- 事前指示書作成の際に，関係者間でコミュニケーションを深め，繰り返し話し合いをもてば，それは ACP の実践につながる
- 「ここでは，実際に事前指示書を作成した 2 つのケースを示します．具体的な事例で考えてみましょう」

1　事前指示書とは

1. 事前指示書の役割

(1) 自分の終末期ケアについて，自分で決めることができない認知症の人が増加する

　2025 年に認知症の人の数は約 700 万人(65 歳以上の 5 人に 1 人)になると推計されている．認知症の進行に伴って意思決定能力が低下し，自身の終末期ケアについて自分で決定すること(自己決定)ができなくなる．このような推計を考えると，事前指示を作成し，あらかじめ終末期ケアについての話し合いをもち，ケアプランを立てることは重要かつ喫緊の課題である．

　そして，本人，家族，医療ケアチームがコミュニケーションを深め，前もって終末期ケアについてプランを立てること(ACP，p139 〜 140 参照)は"ケアの質"を高めることになり，ひいては高齢者の QOL を高めることにつながる(図 4-2)．

図 4-2　終末期におけるケアプランの役割

第**4**章 ● 介護倫理の実践

(2) コミュニケーションツールとしての事前指示

　事前指示書は，その作成のプロセスがとくに大切である．入院時や入所時に，ただ「必要事項を記入してください」と書類を渡すだけでは，事前指示書のよい点がまったくいかされない．終末期について語り合うことによって，患者，家族，介護担当者は互いにより理解し合えることになる．そして，患者や家族とすでに信頼関係が構築されている医療・ケア専門家が，その患者本人の幸せや最善の利益を心から考え，その生き方に共感を示すことが，よりよい事前指示書の作成のプロセスであるといえる．その結果，事前指示書はコミュニケーションツールとしての役割を担い，関係者間の信頼関係はさらに深まることになる．

2. 事前指示書作成のプロセス

　事前指示書の雛形のひとつである『私の四つのお願い』に沿ってその内容を示す．

『私の四つのお願い』の概要

私のお願い1

　自分自身で，自分の医療に関する判断・決定ができなくなったときに，代わりに判断をしてほしい人(= 代理判断者)を指名する．ただし，本人に医療やケアを提供する人は，パターナリズムを排除する意味から，代理判断者になることはできない．医療ケア提供者が，医療について患者の代わりに決定できるのであれば，患者の自己決定権はお題目にすぎなくなる．

私のお願い2

「望む医療処置」「望まない医療処置」について記載する．患者本人の言葉で，わかる範囲で，専門用語を用いずに書くことも可能である．ただし，安楽死を望むことはできないことを説明する必要がある．その際，"死が間近に迫ったときに，本人の意思で延命治療をしないことは安楽死とは異なるものであること"も明確にしておく必要がある．また，積極的治療を望む者に対しては，医学的予後について十分説明した後，それでも本人が望むのであれば，そのような治療継続の意思も十分に尊重する．

(例)死が間近に迫ったとき

　私の主治医および他の医師2人がともに，私の死が間近に迫っており，延命治療が単に死の経過を長引かせるだけであると判断したとき(以下のうちひとつを選んで○を書いてください)，

　　□　私は延命治療を受けたい．

　　□　私は延命治療を受けたくない．もし延命治療が開始されている場合は，それを中止してほしい．

□　もし私の主治医が「延命治療が有効である」と判断するのであれば，私は延命治療を受けたい．しかし，それで私の病状や症状が改善する見込みがないのであれば，延命治療を実施してほしくない．

私のお願い３
「残された人生を満ち足りたものにするために，快適に過ごすために」望むことをよく聞いておく．○×式ではあるが，具体的要望（人生の最期まで“尊厳”をもって接してほしい，適切な日常ケアは最期まで放棄しないでほしい，など）があれば，それも記載しておく．

私のお願い４
「大切な人びと，愛する人びとに知っておいてほしいこと」について記載する．これも○×式であるが，“こころ”を表す大切な“お願い”なので，できるだけ自由に本人の気持ちを書いてもらうようにする．

（1）まず“事前指示書とは何か”および“事前指示書が大切な理由”について理解を求める

事前指示書とは，重い病気にかかり，自分の意思を伝えることができなくなったときに，「最期の瞬間まで，自分らしく尊厳をもって生きるためには，自分の終末期医療をどのようにしてほしいのか」について意思表示しておく書面である．

（2）事前指示書『私の四つのお願い』

“あなたが重い病気にかかり，自分の意思を伝えることができなくなったとき”に，①あなたに代わって，あなたの医療やケアに関する判断・決定をしてほしい人，②あなたが望む医療処置・望まない医療処置について，③あなたの残された人生を快適に過ごし，満ち足りたものにするためにどのようにしてほしいのか，④あなたの愛する人びと，あなたの大切な人びとに伝えたいこと，を明確にすることができます．

『私の四つのお願い』は“死ぬこと”に重きを置いているのではなく，残された日々を平穏で満ち足りたものにするために，“生きること”を大切にしたいと願ってなされるものである．また，事前指示書を作成する際に，強要・強制・欺瞞や不当な影響下になかったことを確認する必要がある．

事前指示書は現時点では法的拘束力はないが，多くの医療ケア専門家は患者の願いに耳を傾けなければならないことを知っている．患者にとって，自分自身の死というものを考えることは気が重いが，延命治療を受けるにせよ，受けないという決断をするにせよ，終末期の医療やケアについて家族や主治医などと率直なコミュニケーションの機会をもち，事前指示書を作成するということは家族の絆を強め，また，医療介護職との信頼関係も深めることにつながる．

第4章 ● 介護倫理の実践

「さあ，事前指示書を書いてみましょう」といっても，実際，どのような内容を(What)，いつ(When)，どこで(Where)，どんな人と(With Whom)，どのように(How)書いてよいのか困惑するだろう．また，医療・看護・介護職は，事前指示書の内容や書き方について当事者に説明をし，本人が"こころ"を開いて，安心して書けるように支援する必要がある．『私の四つのお願い』を使用して，事前指示を作成した在宅療養者のケース[*1]を紹介する．

Case-14　事前指示書作成によって，家族内の意思疎通が改善したケース

Nさんは74歳の女性．原因不明の進行性筋萎縮症と診断され，現在は自宅で訪問看護を受けている．

夫，娘夫婦，孫1人の5人家族で，家族内の会話は普段から少なかった．夫は治療を拒否しているNさんの考えを受け入れることができず，「少しでも楽に長く生きてほしい」と考えている．

4年前，治療法のない進行性の筋萎縮症と診断され，Nさんは「まったく生きる希望がなくなった」と感じていた．その後，誤嚥性肺炎のため大学病院に入院するが，胃瘻造設および中心静脈栄養(IVH)は拒否した．

さらに，最近になって呼吸困難が出現した．Nさんははじめ大学病院の受診すら拒否したが，夫の説得により神経内科を半年ぶりに受診した．検査の結果，吸気時の気道狭窄が原因と考えられ，担当教授は気管切開を勧めた．しかし，Nさんは，教授に直接"拒否"の意向を伝えた．担当教授は「それでは，どうしてあげることもできないですね」という返事をした．

その後，いったん自宅に戻り，ホームドクターの訪問診療と訪問看護を受けながら，細菌感染に対する抗菌薬の投与および呼吸理学療法を実施した．現在，食事・トイレ以外はベッド上の生活であり，自ら寝返りもできず，言語不明瞭，経口摂取や意思疎通が困難になりつつある．また，呼吸困難はコントロールできているが，今後は悪化していくことが予想される．

事前指示書作成

今回の呼吸困難のエピソードを受けて，Nさんと家族が互いの意見・考え方を整理し，話し合うことを目的に，事前指示書『私の四つのお願い』を作成することにした．

Nさんは，「自分の命は自分のもの．胃瘻や気管切開はしない」「このまま何もせずに死にたい」と語り，気管切開を拒否するのはわがままではなく，それほどまでに，いま生きてきる状態は"こころ"がつらいのだと語った．それに対して，夫は「少しでも楽に長く生きてほしい」と考えていた．結局，Nさんの切なる思いを何度も確認しながら事前指示書を作成した．

ethics **3** ● 事前指示書とアドバンスケアプランニング（ACP）

事前指示書作成にかかわった訪問看護師のコメント

- 「それでは，どうしてあげることもできないですね」という医師の言葉は対話を終息させてしまう．本人の"拒否"に対して「どうして，気管切開を望まないのですか」という開かれた会話をし，本人の想いを傾聴することが望ましい
- 家族内の会話と意思疎通のなさが，訪問看護師という第三者がかかわることで明らかになったことは，中立的第三者のかかわりの重要性を示している
- 第三者である訪問看護師のかかわりにより家族内の会話が促され，それぞれが"なぜそう考えるのか"について理解が深まったことは，本人が望む end-of-life(望む QOL) の実現のために大切である
- 本人の切なる想いを何度も確認したことは，よりよい事前指示書の作成，ACP（＝繰り返す話し合い）の実践のために重要である
- 本人・家族が，訪問看護師・在宅医とともに，互いの意見や考え方を整理し，話し合う目的で事前指示書を作成したことは，まさに ACP を実践したことになる．このように，事前指示書をコミュニケーションツールとして用いることにより医学的事項の理解が促され，関係者間で意思の共有ができ，本人の願望に対して共感できるようになる

Case-15　事前指示作成によって，心の平穏が得られたケース

　P さんは 71 歳の男性．消化器がんの末期で訪問看護を受けている．現在の状態は，体重 33.2kg(2 日で− 1.6kg)，下腿浮腫なし，体温 37.3℃，血圧 132/91，脈拍 72

　8：30，280mL 排尿，混濁尿．夜間はオムツへ尿失禁，排尿後はウトウト入眠．

　9：15 〜 11：00，妻に対して精神的支援

妻　「（患者である夫がポート挿入と化学療法のために，近いうちに入院予定となっていることについて）こんなに体力がなくなっている状態で治療を続ける意味はあるのでしょうか？」

　この質問をきっかけに，夫の兄弟のこと，亡くなった義父のこと，子どもたちのこと，母親のことなど，たくさんの悩みを話した．治療をやめるかどうかは P さんの意思を聞き，治療中止を選択した場合，遠方の兄弟にも説明して納得してもらわないと後で問題になることも話した．P さんの自筆の文章などで，しっかりと記録を残すよう助言した．妻はそのような書類があるならすぐにでも見たいと言った．

　12：30，排尿

　12：35 〜 15：15，治療中止の意思表示

　点滴が落ちなくなったと連絡があり訪問する．ベッド上に臥床していたが，表情はすっきりしており，今後の治療について話してもよいような雰囲気であった．妻は枕元の椅子に腰かけていたが，P さんは妻がそばにいることには気づいていない様子．

看護師 「今後の治療どうしますか？」（Ｐさんの表情を見ながらストレートに質問した）

Ｐさん （少し驚いた表情）「えっ？ それが…… 問題なのです」

看護師 「今日の体重は33キロですよね．治療を続けたら，いま以上に痩せることも考えられるし，そうなると立てないほど体力は消耗するし，当然，元気な細胞にも抗がん剤は影響しますので，今後の状況をイメージしながら治療のことを考えてみてください」

Ｐさん 「そうそう，それが問題なのです．動けなくなれば家族にも迷惑をかけてしまう．そこまでして（治療を）しなくてもいいと思います」

看護師 「そうですか．でも，家族に迷惑をかけることを考えなければ，治療を続けたいと思いますか？」

Ｐさん 「家族は実際にいるのだから，家族のことを考えずには考えられないでしょうが……」

看護師 「そうでしたね，家族がおられますものね」

片隅でそっとＰさんの話を聞いていた妻は，両手で顔を覆い，気づかれないように静かに泣きはじめた．

Ｐさん 「もう，こんなに弱るなら治療はもうやめてほしいのです」

看護師 「そうですか．わかりました．治療をやめると選択したことが，生きることに負けたことではないですよ．いままで十分に頑張ってこられましたからね．そこまで痩せる治療は本当にたいへんだったと思います．それはご家族もよくわかっていらっしゃいます．だから，頑張り続けているＰさんを見て，奥さんも『もうこれ以上，頑張ってねとは言えない』と言っていました」

Ｐさん （目に涙を溜めて，あふれる涙を手で拭いながら）「もういいのです．こんなにつらい状態になってきてしまいました……」

看護師 「治療中止を選択されるのもつらいですよね．ご家族も同じ気持ちだと思います．そばで介護されてきたご家族はＰさんの一番の理解者ですよ．そのご家族のためにも，いまの気持ちを何か残しておきませんか？」

Ｐさん 「えっ？」

看護師 「なぜこのようなことを話すかというと…… 私はいままでたくさんの人のケアをしてきました．そばで一生懸命に介護されてきたご家族は，ご本人の気持ちをよく理解されて，ご本人の気持ちを尊重されるのですが，遠方にいらっしゃる方が最期になって『なんでこうなったのか！』と，介護されてきたご家族を非難されることも多いのです．奥さんや息子さん，あるいはお祖母さんまでが非難されるかもしれません．そうなったら奥様はたいへんつらいと思います．奥様を守る意味でも，自分の気持ちを何かに残されたほうがいいと思います．治療の中止は周囲が決めたものではなく，自分の意思であり，それを家族は尊重してくれたということを証明するものがあれば，ご親戚へ説明するのに役立つと思います」

看護師は泣き続けている妻が気になり，チラチラと視線を妻に移していた．Pさんはそれに気づいた．

Pさん　「家内がいるのですか？」（枕元のほうを指差し，たずねた）

看護師　「いらっしゃいますよ（笑）」

Pさん　（えっ？　まいったなぁという表情をしながら）「何かそんなの（記録に残すもの）ありますか？」

看護師　「ありますよ．先生が『私の四つのお願い』という書類をお持ちで，それを頂いて来ました．読んでみますか？」

Pさん　（書類を見ようとしてベッドから起き上がる）「そんなのがあるなら書くよ」（躊躇ない返事……　というか，「待っていました」というようなリアクション）

看護師　「まずは，私がこれを読みますので聞いてください」

『私の四つのお願い』を看護師が読みはじめる．2つ目のお願いのところでPさんが痛みを訴える．

Pさん　「なんか痛くなってきた．こんなときは病院では注射をしてくれた」

上腹部に7/10レベルの痛み．注射と同じ成分の飲み薬があることを説明する．

Pさん　「飲もうかな」

Pさんはオプソ10mgを内服した．

Pさん　「もう書き込んでいったほうがいい．さあ，書こうか」（眼鏡とペンを妻に要求し，記入を始めた）

看護師　「書くって……　いま痛くてお薬を飲んだばかりでしょう？　書けるくらいの痛みですか？」

Pさん　「私は小心者だから痛くなるのが怖いんです．だいたい10の痛みがどんなものか，5がどんなものかわかりません．病院でもよくそう聞かれたけど……」

看護師　「わかりました．痛みが強くなりそうだから，いま薬を飲んでおこうと思われたのですね」

Pさん　「そうそう……」（と言いながら記入を続けた．妻もそばに来て一緒に文章を見ている）

Pさん　（第一代理判断者の氏名を記入するとき，妻のほうを指差し）「決められないでしょうが……」（自分が意思表示できなくなったときの治療方針を，妻は選択できないのではないかと心配した）

看護師　「奥様を第一代理判断者として記入されても，奥様は必ず息子さんに相談されると思いますよ．だから，奥様の名前でいいかもしれませんよ」

Pさん　「そうだ，それがいい」（と，第一：妻，第二：長男，第三：長女の名前を記入）

看護師　「一番上に自分の名前も書いてくださいね」

Pさん　（しっかりと苗字を書いた後にペンが止まり，妻のほうを向いて）「俺の名前は？」（3人で爆笑）

妻　「『○○（Ｐさんの名前）』でしょうが！　自分の名前も出てこないようでは困るでしょ！！」

Ｐさん　「ちぃっとボケてるよ，なんか頭の回転がおかしいよ」

看護師　「ボケたら駄目ですよ，私も××さんと呼ぶし，それ，どこの女性ですか？」（3人で大笑い）「でも，ボケないうちにこの書類を書いたほうが，自分の意思を尊重したケアを受けられますよ」

Ｐさん　「そうそう，看護婦さんの言うとおり！」

　１時間ほどですべてを記入された．○×を記入するとき，迷わず記入された箇所，文章の内容がわからず，「どういうこと？」と尋ねられたり，じっと考えて○を記入したりと，記入の過程を見ていることでＰさん本人の気持ちがよくわかるような気がした．

　記入を終えてすっきりとした表情．妻の表情も穏やか．子どもさんたちにもこの書類を見せて，証人の箇所に記入していただくように伝えた．

　15：00，排尿300mL

看護師　「今日は朝からタバコを吸っていませんよね？」

Ｐさん　「外は寒いのでしょ？」（いつもタバコを吸う所定の玄関外では寒そうだと思ったらしい）

看護師　「風が冷たいですけど……　暖かい所にいて我慢するか，寒くても吸うか，どちらを選びますか？」

Ｐさん　（妻のほうを見て，リビングの換気扇を指差し）「ここで吸ったらダメかな？」（と，選択肢にない選択をした）

　妻は苦笑しながら，部屋でタバコを吸う準備をした．

事前指示書作成にかかわった訪問看護師のコメント

- このケースでも事前指示書をコミュニケーションツールとして用い，その結果，適切なACPにつながっている
- 本人は，今後の医療や人生について自分の意向を伝えたいと思っていても，家族に心配をかけることを気にかけ，言い出せないことがある．また，家族も本人の気持ちを慮り，言い出せないことがある．しかし，本人は決して自身の願望をもっていないわけではなく，きっかけがあれば話を聞いてもらいたいと考えていることが多い．そのような場合に，信頼関係のある医療ケアチームの一員が，会話のファシリテーターとして重要である
- 信頼関係のある訪問看護師と対話をしながら事前指示書を作成することによって，近い将来に意思決定できなくなることをより現実のこととして，平穏な気持ちで受け入れられている
- 本人の意思・家族の意向を，医療者からの説明を聞きながら，関係者全員でしっかりと確認したことは，よりよいACPの実践に役立つ
- 本人に意思決定能力があるうちに事前指示書を作成し，ACPをすることによって，日頃，

疎遠な親戚にも医療ケアプランに関して納得・理解してもらうことができる

---

2 事前指示に関するまとめ

1. 事前指示書は"こころ"で書く ·····························

　事前指示書を入院時・入所時などに形式的に書かせるのであれば，そのよい点がまったくいかされていないことになる．形式的に医療者が法的責任追及から身を守るためだけに作成されるのであれば，その事前指示書には"こころ"が入っていない．

　このような終末期に関する決断は，患者にとっても，家族にとっても，困難でつらい決断である．それは"あたま"でする決断ではなく，"こころ"でする決断である．患者や家族は，自分たちの気持ちや思いを聞いてほしい，理解してほしい，そして，ともに今後の治療・ケアについて考え支援してほしいと望んでいるのである．

2. 事前指示書は"適切"な状況で書く ·····················

(1) What, When, with Whom, Where, How

　どのような内容の事前指示を(What)，どのような状況下で(When)，どんな人と(with Whom)，どこで(Where)，どのように(How)記載するのか？　は大事な要素である．本人に事前指示書について説明するタイミング，家族に説明するタイミングをつかむことが大切である．また，本人は事前指示書を書きたいと考えているのか？　あるいは家族は事前指示を受け入れたり，尊重したりできる関係にあるのかどうかも見極めなければならない．

(2) 信頼関係のある医療・介護職の立会い

　信頼関係がすでにある程度構築されている医療・介護職と本人・家族が，対話を通じてコミュニケーションを深め，事前指示書作成のプロセスを通じてさらに信頼関係を深めていくことが大切である．

　さらに，専門家の立会いは，本人・家族の理解を促し，また，その場の雰囲気をなごやかにし，家族間の感情的な対立を避けることにも役立つ．介護職にとっても，本人・家族の表情や声のトーン，表現の仕方，場の雰囲気で，微妙な心理面での変化がわかり，今後のケアを進めていくうえで参考になる．

(3) 事前指示書作成時には疼痛のコントロールを

　身体的苦痛がある場合には，人は"こころ"を開くことができない．苦痛に耐えることに精一杯で，その他のことを考える余裕を失ってしまうのである．したがって，平穏なこころで事前指示書を作成するためには，医師は身体的苦痛をしっかりコントロールしておく必要がある．また，健全な精神状態でない場合には，その事前指示書は有効とはいえない．

第4章 ● 介護倫理の実践

3. 事前指示書は"十分なコミュニケーション"をして書く

(1) 同居の家族だけでなく，すべての関係者に理解を促す

日本では，家族を中心とした"関係性のなかでの自己決定"が重きをなす．普段から本人に寄り添っている同居家族は，本人の意思や気持ちがわかっている場合が多いが，最期の場面だけにかかわる遠方の親戚などが，終末期の延命治療方針に異を唱えることがしばしばある．そのような，普段かかわりが疎遠である人びとに納得してもらうためにも，本人が自分で書いた事前指示書は有効である．

(2) 事前指示書の作成により，家族関係が修復されることがある

それまでコミュニケーションの不足から，同じ家族内にあっても，互いに理解し合えなかった家族が，"こころ"を開いた対話によって誤解を解き，互いに許し合い，共感を示せるようになる．

そして，本人の気持ちが明確になることによって，家族の気持ちが揺らぐことなく，安定した気持ちで介護を続けることができるようになる．

(3) 終末期ケアについて"皆で話し合う"

まず終末期ケアについて皆で話し合うことに意味がある．本人だけでなく，家族などの関係者も"死"について話すのは気が重いことではあるが，それは取りも直さず，本人の"生""生き方"について語り合うことに他ならない．医療やケアについて語り合うとき，同時に自分にとって大切な人びとに感謝の気持ちを伝えたり，つらかった思い出に一緒に涙したり，楽しかった思い出にともに微笑んだりできるのである．したがって，延命治療を受けるにせよ，受けないという決断をするにせよ，終末期医療ケアについて家族や主治医などと"こころ"を開いて対話する機会をもち，事前指示書を書くことは，家族の絆を強め，また，医療者との信頼関係も深めることにつながるのである．

実際，法的効力が付与された場合には，証人などすべての要件を満たす必要があるが，現時点では，本人が書けること，あるいは本人が書きたいことを書くということでもよい．それだけでも，周りの人びとは本人がどのようなことを考えているのかを推測・理解できるし，本人の生き方，人生観に共感することができる．

4. 事前指示書の内容を再確認する

事前指示書を作成する際には，本人や家族だけでなく，医療介護関係者も"揺れる思い"を経験する．それは「終末期にどのように生きるのか」という決断は，本人だけでなく，関係する人びとすべてにとって"困難な決断"だからである．本人の意向は，身体的状況や周囲の状況に応じて変わることを忘れずに，定期的に，あるいは必要に応じて，その内容を再確認することが大切である．

ethics 3 ● 事前指示書とアドバンスケアプランニング（ACP）

注
＊1　事例を提示してくださった訪問看護ステーション「くるめ」の皆さま，および齋藤如由先生に心から感謝申し上げます．また，個人が特定できないようにケースに多少の改変を加えております

参考文献
・有馬紀子，他（2007）：事前指示書から見えてくるもの　神経難病看護において．NPO在宅ケアを支える診療所・市民全国ネットワーク　第13回全国の集い抄録集，p204.

巻末付録

書式 POLST（DNAR 指示を含む）
POLST（physician orders for life sustaining treatment）

「生命を脅かす疾患」に直面している患者の

医療処置（蘇生処置を含む）に関する医師による指示書

巻末付録 ● 書式　POLST（DNAR 指示を含む）

POLST（DNAR 指示を含む）

「生命を脅かす疾患」に直面している患者の

医療処置（蘇生処置を含む）に関する医師による指示書

　私，担当医（担当医師氏名）＿＿＿＿＿＿＿＿＿＿は，患者本人（あるいは適切な代理判断者）によって，適切なインフォームドコンセントがなされ，公正な手続きを経て，この POLST（DNAR 指示を含む）書式にある医療処置の制限が決定されたことを認めます．書式は，カルテに正式に記載されています．

● 話し合いの参加者：□患者　　□配偶者

　　　　　　　　　　□その他　＿＿＿＿＿＿＿＿，＿＿＿＿＿＿＿＿，＿＿＿＿＿＿＿＿

● 医療ケアチーム内の話し合いの参加者（氏名，職種）：

　　　　　　　　　　　　　　　　＿＿＿＿＿＿＿＿，＿＿＿＿＿＿＿

　　　　　　　　　　　　　　　　＿＿＿＿＿＿＿＿，＿＿＿＿＿＿＿

　　　　　　　　　　　　　　　　＿＿＿＿＿＿＿＿，＿＿＿＿＿＿＿

担当医師署名　＿＿＿＿＿＿＿＿＿＿＿＿＿＿＿＿

連絡先　　　＿＿＿＿＿＿＿＿＿＿＿＿　日付＿＿＿＿＿＿年＿＿＿月＿＿＿日

〈患者（代理判断者）記入欄〉

　患者（患者氏名）＿＿＿＿＿＿＿＿＿＿においては，「生命を脅かす疾患」に直面した場合の医療処置の制限や，心肺停止に陥った場合の蘇生処置の制限について，本書式の方法を望みます．

　　◆現在の病状について理解しました．

　　◆以下の制限する医療処置の内容について理解しました．

　　◆また，これらの指示は，私の意思で，いつでも撤回できることを理解しています．

署名＿＿＿＿＿＿＿＿＿＿＿＿＿＿＿＿＿＿㊞（患者または代理判断者）

日付＿＿＿＿＿＿年＿＿＿月＿＿＿日

※POLST（DNAR 指示を含む）と，患者作成の事前指示の内容が異なっている場合には，POLST（DNAR 指示を含む）を優先することに同意します．

セクションA 心肺停止の場合 心肺蘇生術（CPR）について1つを選ぶ

☐ すべての心肺蘇生術を実施してください Resuscitate（Full Code）

☐ 心肺蘇生術を実施しないでください Do Not Attempt Resuscitation

患者が，心肺停止（CPA）の状態でない場合には，セクションBとCの指示に従う．

セクションB 心肺停止の状態ではない場合 生命を脅かす疾患に直面しているが，CPAの状態ではない（脈拍が触知したり，呼吸をしている）場合，1つを選ぶ

☐ **苦痛緩和を最優先とする医療処置（a）**

患者の尊厳に配慮し，敬意をはらって対処してください．経口的に水分や栄養を補給するなどの適切な処置は実施してください．また，身体清潔にも配慮してください．疼痛や不快な症状を軽減するための投薬・体位交換・創傷処置などは実施してください．また症状を軽減するために酸素投与・吸引・用手気道確保が必要であれば実施してください．

• 救急隊への指示 患者は生命維持治療のために病院へ搬送されることを望んでいません現在の状況が，上記（a）の緩和ケア的処置（comfort measures）では，苦痛を軽減できない場合のみ病院へ搬送してください．対応が明確でない場合には，主治医または搬送先病院の担当医，あるいは当日の MC（medical control）の救急隊指導医にコンサルトしてください．

☐ **非侵襲的医療処置（b）**

上記の緩和ケア的処置（a）に加えて，心臓モニタリングおよび投薬（経口・経静脈）処置を実施してください．

• 救急隊への指示 もし適応があれば，病院へ搬送してください．医療機器を用いた気道確保（気管内挿管を含む）はしないでください．対応が明確でない場合には，主治医または搬送先病院の担当医，あるいは当日の MC の救急隊指導医にコンサルトしてください．

• 医療機関への指示 ICU 管理をしないでください．

☐ **侵襲的医療も含む医療処置 Full Treatment（c）**

上記の処置（a）（b）に加えて，医療機器を用いた気道確保（気管内挿管を含む），人工呼吸器，除細動等を実施してください．

• 医療機関への指示 適応があれば，ICU 管理をしてください．

• その他の指示

巻末付録 ● 書式　POLST（DNAR 指示を含む）

セクションC　その他の医療処置

［人工的水分栄養補給］

☐経管栄養（胃ろうを含む）を実施する

☐経管栄養を実施しない

☐点滴を実施する

☐点滴を実施しない

● その他の指示

［抗菌薬および血液製剤］

☐抗菌薬を投与する

☐抗菌薬を投与しない

☐血液製剤を投与する

☐血液製剤を投与しない

● その他の指示

［人工透析］

☐人工透析を実施する

☐人工透析を実施しない

● その他の指示

セクションD　患者による事前指示（以下の書類が存在します）

☐ リビングウィル（望まない医療処置の内容）

☐ 医療に関する代理判断者の指名（氏名，本人との関係）

_____ ，_____

● その他の指示

```
┌─────────────────────────────────────────────┐
│                                             │
│                                             │
│                                             │
│                                             │
└─────────────────────────────────────────────┘
```

セクションE　変更・更新（確認）した日

1) _____　年　　　　月　　　　日（初回作成日）

2) _____　年　　　　月　　　　日

3) _____　年　　　　月　　　　日

＊POLST（DNAR指示を含む）は，定期的に見直してください．

＊また，以下の場合にも再評価してください．

①意思決定能力のある患者，意思決定能力のない患者の家族，医療ケアスタッフによる
　申し出があった場合

②患者が，別の医療機関や介護施設に移る場合

③患者の病状が変化した場合

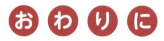

　初版を発行してから今回の改訂までの間，私はいくつかのガイドライン作成にかかわり，厚生労働省の「認知症の人の日常生活・社会生活における意思決定支援のガイドライン」を取りまとめましたが，倫理の重点が認知症・高齢者の意思決定支援に移行していることを感じています．

　初版を出版する際に，次のような「おわりに」「課題」を指摘しました．この言葉はいまでも生きていると思いますので，引用して，第2版の「おわりに」「課題」に替えたいと思います．

＊　＊　＊　＊　＊

　この企画は，ひょんなことから生まれました．箕岡さんと私は東京大学大学院医学系研究科の生命医療倫理人材育成ユニットにかかわる仲間でした．数年前，生命倫理研究者の箕岡さんは，ふだんから臨床医として在宅や介護にも関心を有しておられ，私も法律と倫理を架橋する研究者としてともに，医療・病院といった場所で行われる「倫理・法」の仕組みや教育が，在宅・施設で使えるのか，また，介護に倫理ということがない（気づいていない）ことに疑問をもっていました．

　その2人が期せずして連載の企画，そして，この単行本の出版ということで意気投合したのです．お互い忙しい身でしたが，箕岡さんにおんぶに抱っこという状態でようやく刊行にこぎつけることができました．このような類書はありません．

　そこで，読者には次のような点について注意していただくとともに，これを私たちの将来の課題にしたいと考えています．

1　この本では，「医療・病院」というなかでの（ある程度確立した）生命医療倫理の考え方を，「介護・施設・在宅」に押し及ぼしていますが，果たしてこのようなアプローチが適切かどうか〈介護倫理特有のアプローチの探求〉
2　介護・施設・在宅では，人的・物的なリソースに限りがあり，教育の仕組みが不十分ななかで，果たして介護者間で対話し，介護倫理について立ち止まって考えることができるか〈介護者が現場で実践できるか〉
3　慢性的な疾患や非疾患のなか，自らの意思も示すことが難しいご本人，疎遠になりがちな家族と，どのように対話をしていくのか〈高齢者・家族との対話の可能性〉

　など，大きな問題が横たわっているのです．
　ただ，私が執筆しながら感じたのは，「介護・在宅」での倫理こそ，本来の"人の尊厳"をもっとも体現するもので，21世紀の倫理・法の原点だということです．むしろ介護の現場から倫理を発信すべきではないかという確信に満ちた気持ちです．

さあ，私たちが，介護の倫理がない(気づきがない)ところに，介護の倫理の考え方の第一歩を示しました．

これからは，皆さんがこの本を利用して実践し，十分でないときは，これを踏み台にして乗り越えていただきたいと思います．われわれもこれで歩みを止めるのではなく，進んで行きたいと決意を新たにして，結びにしたいと思います．

稲葉一人

索　引

あ
アクシデント　　67
アドバンスケアプランニング
　　124, 137, 138, 139
安楽死　　113

い
インシデント　　67
インフォームドコンセント　　10, 26, 36, 131
インフォメーション・マネジメント　　90
医療過誤　　67
医療裁判　　67
医療事故　　67
医療粉争　　68
意思決定プロセス　　130, 132
意思決定能力　　15, 35, 36
　　――の評価基準　　37
意図　　114, 117

う
ウィリアム・バートリンク裁判　　119

え
エンド・オブ・ライフ　　115

か
カレン・クィンラン裁判　　119
価値　　5
介護倫理　　2
回避義務　　70
川崎協同病院事件　　145
患者意思によって延命をしないこと　　114
患者自己決定権法　　43
感情的葛藤　　126
緩和ケア　　128, 148

き
義務論　　7
虐待　　79
共感　　6
協働的合意形成アプローチ　　132

く
クラレンス・ハーバート裁判　　118

け
ケアの倫理　　10

刑事裁判　　70
決疑論　　10
結果尊重主義　　7
献身　　6

こ
コンロイ裁判・コンロイ事件　　35, 119
個人情報保護法　　88
公正（正義）原則　　7
功利主義　　7
交渉・対話によるアプローチ　　9
行動コントロールの理論　　17
拘束　　18, 47, 49
高齢者虐待　　79
　　養護者による――　　79
　　養介護施設従事者等による――　　81

さ
最善の利益判断　　39
裁判外紛争解決　　169
債務不履行　　69
作為　　116
札幌ロボトミー事件　　35
資源配分　　49

し
シュレンドルフ事件　　35
自己決定　　34
自立　　4
自律　　4, 15
自律尊重原則　　6, 35
事実　　5
事前指示　　38, 138
事前指示書　　135, 178
持続的代理決定委任状　　39
人工的水分栄養補給　　124
人生の最終段階における医療の
決定プロセスに関するガイドライン　　130

	心肺蘇生術	121			認知症ケアマッピング	20
	信義則	69			認知症ケアの倫理	12
	守秘義務	77, 89	ぬ		抜け殻仮説	14
	終末期	115				
	消極的安楽死	114	は		パーソンセンタードケア	4, 19
せ	生命倫理	2			パーソン論	15
	——の4要件	114			パターナリズム	10
	成年後見制度	57			反自発的安楽死	114
	積極的安楽死	114	ひ		否定権	65
	善行（恩恵）原則	7			非自発的安楽死	114
そ	蘇生不要指示	122	ふ		不作為	116
	尊厳	46			不法行為	68
	尊厳死	115, 116	へ		ベルモントレポート	10
			ほ		法定後見制度	57
た	タスキギー事件	10			暴力・虐待に関する4つの法律	83
	代行判断	39			翻訳の倫理	19
	代理判断	38				
	代理判断者	40	み		看取り	112, 139
	第三者提供の原則禁止	91			民事裁判	69
ち	治療に関する臨床判断のフローチャート		む		無危害（侵害回避）原則	7
		141	め		メディエーション	169
	治療差し控え	116	も		目的外使用の原則禁止	000
	治療中止	116				
	直接的アプローチ	9	や		有用性	000
て	テリー・シャイヴォ裁判	119			予見	117
と	トニー・ブラント裁判	119			予見可能性	71
	東海大学事件	40, 114, 120			予見義務	70
	徳倫理	5, 6	よ		要求権	65
な	ナンシー・クルーザン裁判	118	り		リビングウィル	38
に	二重結果の理論	117			履行補助者	69
	人間の尊厳	8			倫理4原則	6, 8, 46
	任意後見制度	58			倫理コンサルテーション	152

	倫理委員会	167
	倫理原則	5
	倫理的コンセンサス	000
	倫理的ジレンマ	4,9
	倫理理論	7
ろ	労働安全衛生法	101
	労働基準法	102
	労働組合法	101
	労働者	99
	論理的分析的アプローチ	9

わ	私の四つのお願い	178

英数	4分割表	24,141,148
	ACP（advance care planning）	
		124,137,138,139
	AD（advance directive）	38,138
	ADR（alternative dispute resolution）	
		169
	Appelbaum	37
	CPR（cardio-pulmonary resuscitation）	
		121
	DNAR（Do not attempt resuscitation）	
	指示	122,139
	DPA（durable power of attorney）	39
	EBE（evidence based ethic）	9,126
	MMSE（mini-mental state examination）	
		43
	PEG（percutaneous endoscopic gastrostomy）	124,126
	QOL（quality of life）	8
	QWL（quality of working life）	101
	Rule of What	93

Rule of Who	93
shared decision making	5,10,16
SOL（sanctity of life）	8,10
Tom Kitwood	31
Patient Self-Determination Act	43
PD（personal detraction）	20
POLST（physician orders for life-sustaining treatment）	122,139
POLST（DNAR 指示を含む）作成指針	
	122,123

[著者]

箕岡 真子（みのおか・まさこ）
　日本臨床倫理学会総務担当理事
　箕岡医院院長
　東京大学大学院医学系研究科医療倫理学分野客員研究員
　おもな研究領域は，終末期医療ケアの倫理，高齢者の介護倫理，認知症ケアの倫理

稲葉 一人（いなば・かずと）
　中京大学法科大学院教授
　久留米大学医学部客員教授
　熊本大学大学院客員教授
　元　大阪地方裁判所判事

「ケースから学ぶ高齢者ケアにおける介護倫理」（箕岡・稲葉, 医歯薬出版, 2008），「認知症ケアの倫理」（箕岡, ワールドプランニング, 2010），「私の四つのお願い」（箕岡, ワールドプランニング, 2011），「わかりやすい倫理」（箕岡・稲葉, ワールドプランニング, 2011），「蘇生不要指示のゆくえ　医療者のためのDNARの倫理」（箕岡, ワールドプランニング, 2012），「医療経営士テキスト　生命倫理／医療倫理　医療人としての基礎知識」（箕岡, 日本医療企画, 2013），「摂食嚥下障害の倫理」（箕岡・稲葉, ワールドプランニング, 2014），「正しい『看取りの意思確認』の仕方」（箕岡, ワールドプランニング, 2015），「臨床倫理入門」（箕岡, へるす出版, 2017）など，多数の著作がある．

ケースから学ぶ
高齢者ケアにおける介護倫理　第2版　　ISBN978-4-263-23726-7

2008年11月10日　第1版第1刷発行
2015年 1月10日　第1版第5刷発行
2019年 6月10日　第2版第1刷発行

　　　　　著　者　箕　岡　真　子
　　　　　　　　　稲　葉　一　人
　　　　　発行者　白　石　泰　夫

　　　　　発行所　医歯薬出版株式会社

〒113-8612　東京都文京区本駒込1-7-10
TEL.（03）5395-7618（編集）・7616（販売）
FAX.（03）5395-7609（編集）・8563（販売）
https://www.ishiyaku.co.jp/
郵便振替番号 00190-5-13816

乱丁，落丁の際はお取り替えいたします　　印刷・あづま堂印刷／製本・愛千製本所

© Ishiyaku Publishers, Inc., 2008, 2019. Printed in Japan

本書の複製権・翻訳権・翻案権・上映権・譲渡権・貸与権・公衆送信権（送信可能化権を含む）・口述権は，医歯薬出版（株）が保有します．
本書を無断で複製する行為（コピー，スキャン，デジタルデータ化など）は，「私的使用のための複製」などの著作権法上の限られた例外を除き禁じられています．また私的使用に該当する場合であっても，請負業者等の第三者に依頼し上記の行為を行うことは違法となります．

[JCOPY] ＜出版者著作権管理機構　委託出版物＞
本書をコピーやスキャン等により複製される場合は，そのつど事前に出版者著作権管理機構（電話 03-5244-5088, FAX 03-5244-5089, e-mail : info@jcopy.or.jp）の許諾を得てください．